Eutokia:
La Técnica Alexander
en el embarazo
y el parto

Ilana Machover y Angela & Jonathan Drake

Eutokia:
La Técnica Alexander
en el embarazo
y el parto

Una guía para vivir mejor el embarazo, el parto natural y la crianza de tu bebé

Prólogo de Jeremy Irons y Sinead Cusack

Prólogo de la traducción al castellano
de Rut Bordés y Manuela García

Prólogo acerca de la situación actual
de los partos en los países
de habla hispana de Roser García

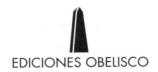

EDICIONES OBELISCO

Si este libro le ha interesado y desea que le mantengamos informado
de nuestras publicaciones, escríbanos indicándonos qué temas son de su interés
(Astrología, Autoayuda, Ciencias Ocultas, Artes Marciales, Naturismo,
Espiritualidad, Tradición…) y gustosamente le complaceremos.

Puede consultar nuestro catálogo en www.edicionesobelisco.com

*Los editores no han comprobado la eficacia ni el resultado de las recetas, productos, fórmulas técnicas,
ejercicios o similares contenidos en este libro. Instan a los lectores a consultar al médico o especialista
de la salud ante cualquier duda que surja. No asumen, por lo tanto, responsabilidad alguna
en cuanto a su utilización ni realizan asesoramiento al respecto.*

Colección Salud y vida natural
Eutokia: La Técnica Alexander en el embarazo y el parto
Ilana Machover y Angela & Jonathan Drake

1.ª edición: abril 2016

Título original: *The Alexander Technique Birth Book.
A guide to better pregnancy, natural child birth and parenthood*

Traducción: *Joana Delgado*
Revisión técnica: Rut Bordés y Laura Martínez
Maquetación: *Isabel Estrada*
Corrección: *M.ª Jesús Rodríguez*
Diseño de cubierta: *Enrique Iborra*
Ilustraciones: *Helen Chown*

© 1993, Ilana Machover y Angela & Jonathan Drake
Publicado en inglés por Robinson Pub. Ltd. y Mouritz Ltd.
(Reservados todos los derechos)
© 2016, Ediciones Obelisco, S. L.
(Reservados los derechos para la presente edición)

© Foto portada y capítulos 2, 3, 4: David Fitó – Fotos capítulo 5: Rut Bordés
Fotos páginas 177, 201, 214 y 224: Julian Easten
Fotos páginas 206 y 213: Autores

Edita: Ediciones Obelisco S. L.
Pere IV, 78 (Edif. Pedro IV) 3.ª planta 5.ª puerta
08005 Barcelona - España
Tel. 93 309 85 25 - Fax 93 309 85 23
E-mail: info@edicionesobelisco.com

ISBN: 978-84-9111-081-1
Depósito Legal: B-7.491-2016

Printed in Spain

Impreso en Gráficas 94, Hermanos Molina S. L.
Polígono Industrial Can Casablancas
Garrotxa, nave 5 - 08192 Sant Quirze del Vallès (Barcelona)

Acerca de los autores

Ilana Machover es una profesora titulada de la Técnica Alexander y también de la Terapia del Movimiento Rítmico de Medau, así como miembro fundadora de Doula UK, la asociación pionera de doulas en el Reino Unido. Fue profesora reconocida en el Britain's National Childbirth Trust (centro de preparación y asistencia al parto). De 1986 a 2003 trabajó como profesora auxiliar en el North London Alexander Technique Teacher Training School (Centro de formación de profesores de la Técnica Alexander); y desde 2004 es la directora de formación del Alexander Technique School, en Queen's Park. En su actividad privada dirige e imparte cursos especializados para embarazadas. Ha dirigido también numerosos talleres para comadronas, profesores de asistencia prenatal y profesores de la Técnica Alexander especializados en el parto. Tiene dos hijos y cuatro nietos.

Angela y Jonathan Drake tienen tres hijos en común, dos de ellos nacidos en casa y uno nacido en una clínica con la asistencia de una comadrona. Angela recibió antes, en 1985, clases de Técnica Alexander, lo cual fue para ella de un valor inestimable durante el embarazo y parto de su hijo pequeño, además de constituir un gran apoyo para hacer frente a su vida familiar. Su principal implicación en el libro ha sido llevar a cabo la labor de corrección y revisión de textos. Jonathan, médico de profesión, estuvo trabajando durante varios años en temas de educación de la salud, más tarde, en 1982, se formó como profesor de la Técnica Alexander. Es autor de las obras *The Alexander Technique in Everyday Life* (una edición revisada de 1996, la primera fue publicada en 1991 con el título de *Body Know-How*) y *Guide to the Alexander Technique,* de 1993. Es además profesor de Tai Chi y especialista en ergonomía del ámbito laboral.

Agradecimientos

La aportación de Ilana a esta obra proviene de sus muchos años de trabajo con embarazadas. Agradezco al National Childbirth Trust (NCT) la formación recibida y su continua contribución a mi desarrollo como educadora. Doy personalmente las gracias a las mujeres que asistieron a mis clases del NCT, a sus parejas, y a todos cuantos participaron en mis clases Eutokia (del griego «buen parto») Alexander para embarazadas. Y quiero dirigir un agradecimiento muy especial a quienes me han escrito tras el nacimiento de sus hijos y me han permitido publicar sus escritos. Asimismo agradezco a mis compañeros de la rama del NCT del NorthWest London y a los muchos profesores de la técnica Alexander su colaboración y el haber compartido fructíferas conversaciones.

Debo un especial reconocimiento a Misha Magidov, mi profesor de la Técnica Alexander, por sus inspiradoras enseñanzas, su ánimo y su apoyo.

Jane Armstrong, Sally Burger, Brigitte Cavadias, Juliet Faradon, Helen Lewinson y Gill Wilkinson, quienes leyeron los capítulos 2, 3 y 4 del manuscrito y, además de realizar algunos comentarios muy útiles, me dieron muchos ánimos. Patricia Donnithorne, bibliotecaria del NCT, me ayudó aportando una gran ayuda bibliográfica.

Mi mayor reconocimiento es para mi esposo, Moshé, por su amor y su ayuda.

Deseo dedicar este libro a mis nietos, Naomi, Sacha, Eli y Hannah, cuyos nacimientos reforzaron mi compromiso con las ideas que expreso en él.

Angela y Jonathan deseamos manifestar que nos sentimos en deuda con Linda Guillard, cuyo entusiasmo inicial hacia un proyecto de este tipo contribuyó a su creación. El capítulo 6 tomó forma gracias a sus comentarios, y también quisiéramos mencionar a Esmé Glauert, quién realizó muchas y útiles sugerencias. Agradecemos asimismo a las siguientes personas que permitieran ser citadas extensamente: Adam Nott, editor de *The Alexander Journal,* por el reportaje de Joyce Warrack sobre el trabajo de Irene Tasker en la «Little School» de la Técnica Alexander; y Jean Shepherd, por su informe de su proyecto de rehabilitación basado en la Técnica Alexander. Finalmente, el centro del capítulo 6 se basa en las conmovedoras historias que Ann Mathews ha aportado generosamente, y que provienen del proyecto final de su máster.

Y no podemos por menos que agradecerles a nuestros hijos, Mika, Leead y Mathew, su paciencia y tolerancia durante todo el proceso de creación de este libro, y especialmente durante la etapa «transicional» del mismo.

Los tres estamos muy agradecidos a Karoline Feuerbach por permitirnos incluir en él su experiencia en los nacimientos de sus hijas, una contribución sin duda extraordinaria.

También queremos agradecer a Helen Chown, una artista, su habilidad y su paciencia; a Julian Easten, sus excelentes fotografías; y a Penelope Easten y Annie Girling sus manifestaciones. Por último, damos las gracias a los editores de Robinson Publishing y a Jean Fisher, de Mouritz, por la reedición de la obra.

Ilana se ha encargado de los capítulos 2-4; y Angela y Jonathan de los capítulos 1, 5 y 6. A pesar de toda la ayuda que hemos recibido en la realización de esta obra, es evidente que sólo nosotros somos los responsables de cualquier error que pueda haber en la misma.

Prólogo

Sam, nuestro primer hijo, nació en casa y estamos planeando lo mismo para nuestro segundo hijo.

Mientras esperábamos a Sam asistimos a las clases prenatales del National Childbirth Trust. Pero, como de eso ya habían pasado siete años, pensamos que necesitábamos una especie de curso de reciclaje. Hicimos unas cuantas clases con Iliana, que aplica la Técnica Alexander en sus clases de preparación prenatal. Como actores que somos, ya habíamos oído hablar de la T. A. como un medio para mejorar la actuación a través de la buena utilización del cuerpo, pero nos intrigaba saber cómo se aplicaba al parto. En cualquier caso, todo ello tenía mucho sentido.

Ahora, varios años después, todavía recordamos que poner en práctica las direcciones de la Técnica Alexander, y relajar las tensiones de manera consciente, ya fuera de pie o a gatas, nos ayudó a sobrellevar el dolor y a suavizar el proceso del trabajo de parto. El entusiasmo de Ilana y la creencia en la idoneidad del parto natural nos ayudaron también a reforzar nuestra confianza. Todo fue muy bien, Jeremy jugó un papel muy activo, y descubrimos que ambos contábamos con unas inesperadas reservas de energía. Una mañana a primera hora, de manera relajada, nació nuestro hijo Max.

Estamos encantados de que Ilana, Angela y Jonathan hayan escrito este libro, en el que explican cómo aplicar la Técnica Alexander durante el parto y la crianza. Cuidar bebés y niños es algo agotador, y el uso del cuerpo de manera apropiada ayuda a enfrentarse mejor tanto al placer como al estrés que conlleva.

Deseamos que este libro ayude a muchos otros padres a disfrutar de un parto natural y feliz.

Sinead Cusack

Jeremy Irons

Prólogo de la traducción al castellano

Somos muchos los profesores/as de Técnica Alexander que nos hemos instruido con el libro que escribieron Ilana Machover y Angela Drake y Jonathan Drake hace ya unos cuantos años. ¡¡¡Y lo que nos entusiasma es que todas sus reflexiones continúan estando vigentes hoy en día!!! Ilana concibió este libro después de su larga experiencia trabajando con mujeres embarazadas en su consulta y acompañándolas y dándoles apoyo durante el parto. Algunas de nosotras hemos tenido la fortuna de poder asistir a los numerosos talleres de Eutokia que ha ido ofreciendo durante estos años, y Rut Bordés y Manuela García hemos podido colaborar más estrechamente con ella y aprender de su mano el arte de acompañar a mujeres durante la maternidad.

La promotora de la edición en castellano de este libro es «Eutokia: Parto Feliz», una asociación fundada en Barcelona por profesoras de Técnica Alexander que nos hemos especializado en la maternidad con el fin de enseñar y promover este método.

Estamos convencidas de que la traducción de este libro será muy útil en países de habla hispana, tanto para parejas embarazadas que quieran indagar más sobre cómo ayudarse para tener un parto más libre y consciente, como para aquellos profesores de Técnica Alexander que al trabajar con embarazadas puedan ver qué necesidades específicas puede tener el embarazo y el parto.

Queremos agradecer a la editorial el interés por traducir este libro y su buena disposición en incorporar y tener en cuenta todos aquellos aspectos que considerábamos esenciales tanto los autores del libro como la asociación Eutokia: Parto Feliz.

Agradecemos también a Laura Martínez, profesora de Técnica Alexander, su ayuda en la revisión meticulosa y calmada que hemos realizado de la traducción para afinar aquella terminología y sentido que creíamos importante reflejar. Hemos puesto un énfasis especial en mostrar por ejemplo la diferencia entre «relajar» versus «liberar», «sujetar» versus «sostener», «extender» versus «estirar»…

Ilana ha sido muy gentil en darnos consejo sobre la traducción y ha incorporado un apartado nuevo: «El bebé en posición posterior», en el que ha creído importante reflejar su experiencia a lo largo de estos años.

En esta edición se han actualizado la mayoría de fotografías, hemos dejado algunas de la versión original del libro en los capítulos 5 y 6 que nos hacían especialmente ilusión que se mantuvieran. La profesora de Técnica Alexander especializada en Eutokia que aparece es Rut Bordés. Marta Audí, la embarazada y profesora de Técnica Alexander, que aparece en la mayoría de fotos, parió a Marcel unos días antes de terminar las fotos. Nuria Suñé, que aparece en los capítulos 3 y 4, estaba embarazada del precioso Guillem que nació al cabo de 4 días. Víctor Pedrol, que hace de pareja, es un profesor de Técnica Alexander, que estuvo encantado de colaborar por su gran interés que siempre ha mostrado por el trabajo de Eutokia. Daniel Franco aparece haciendo taichí en su práctica diaria. Irene Blasco y su hijo Helio aparecen en el capítulo 5; ella es una acupuntora especializada en fertilidad, que siempre ha valorado el trabajo que hacemos, dando soporte incondicional, y nos ha dejado su consulta tantas veces como hemos necesitado para poder realizar las fotos en un espacio inmejorable. Durante las sesiones fotográficas, David Fito, con su visión artística, y Manuela García, teniendo en cuenta cada pequeño detalle, creaban un ideal clima de aprendizaje que esperemos que el lector pueda percibir con la simple mirada. Como se puede observar, en el libro se muestra cada uno de los movimientos y posiciones, y con la imagen queremos reflejar lo que en Técnica Alexander llamamos un «buen uso de uno mismo», ya que damos mucha relevancia a «cómo hacemos las cosas». Esperamos que sean de gran ayuda a todas las embarazadas para realizar su práctica diaria.

Y por último, queremos agradecer al equipo de comadronas de «Néixer a Casa» de Barcelona, el amor y la dedicación puesto en su prólogo acerca de la situación actual de los partos en los países de habla hispana.

Rut Bordés
Manuela García
Eutokia: Parto Feliz (Asociación de profesores
de Técnica Alexander para el embarazo y el parto)

Prólogo acerca de la situación actual de los partos en los países de habla hispana

La llegada de un hijo o hija al mundo constituye una maraña de emociones, informaciones y decisiones en las que las parejas y aquellas mujeres que deciden emprender una maternidad en solitario deben manejarse en función de los profesionales, del entorno y de sus propias inquietudes. Así pueden sentirse o navegando en un plácido mar disfrutando del aire y del sol en la cara, o sobresaltados por una violenta tempestad. El bebé llegará. En cómo transite esa barca, los profesionales del embarazo y del parto tenemos un alto grado de influencia, ya que les podemos aproximar hacia un entorno u otro. De ese grado de poder debemos hacernos cargo con un alto nivel de responsabilidad, entendida como mucho más que el ir a rendir cuentas de nuestros actos. Responsabilidad de estar actualizados, de proporcionar información objetiva y contrastada, de respetar el derecho a la propia toma de decisiones por parte del usuario del servicio de salud. Y también responsabilidad en la mirada: cada llegada de un bebé constituye un acontecimiento único y valiosísimo para aquella familia y para toda la sociedad.

La accesibilidad a la información que proporciona la Red y la influencia de dos publicaciones recientes, «la Estrategia de Atención al Parto Normal» y la «Guía de Práctica Clínica de Atención al Parto»[1] están empezando a modificar el panorama de atención al parto en España. Y decimos empezando, porque los cambios en la práctica diaria de los profesionales de primera línea que se manejan en las salas de parto del país se producen muy lentamente. La inercia, las creencias asentadas como dogmas inquebrantables y el «siempre se ha hecho así» pueden más que cualquier guía o ciencia que se les presente. Así, a pesar del dinero destinado a «naturalizar» las salas de partos (alejándolas de lo que supondría un ambiente quirúrgico: luces tenues y regulables, colores cálidos, mantener oculto el instrumental hospitalario, disponer de material que permita adoptar posiciones cómodas y libres para la mujer…), la generalización de los planes de parto (documento donde la mujer expresa sus preferencias, necesidades, deseos y expectativas)[2] y las labores de marketing de muchos centros sobre sus «protocolos de parto natural», la realidad es que el 87 % de las mujeres pare en litotomía, el 41,9 % de las mujeres recibe una episiotomía, el 19,4 % de los partos se induce y otro tanto son instrumentalizados, el 22 % son por cesárea, la oxitocina sintética se administra en un 53 % de los partos y al menos un 26 % de las mujeres recibe la maniobra de Kristeller.[3] Estos datos son referentes a la sanidad pública y hay que tener en cuenta que en las historias clínicas no se refleja todo lo que se practica. En la privada, las cesáreas rondan cifras del 40 % y las inducciones el 50 %.[4] Recordemos aquí que la Organización Mundial de la Salud (OMS) dice que sólo debe hacerse una cesárea cuando el parto no se puede desarrollar de manera normal, lo que sucede en un 15 % de los casos. Por encima de esa cifra se consideran intervenciones quirúrgicas innecesarias.

1. www.msc.es/organizacion/sns/planCalidadSNS/atencionParto.htm
2. www.msssi.gob.es/organizacion/sns/planCalidadSNS/pdf/equidad/planPartoNacimiento.pdf
3. http:// www.msssi.gob.es/organizacion/sns/planCalidadSNS/pdf/InformeFinalEAPN_revision8 marzo2015.pdf
4. www.msssi.gob.es/estadEstudios/estadisticas/docs/Evolutivo_2000-2008.pdf

Aun a pesar de estas cifras, hoy en día sí es posible encontrar algunos hospitales en España con una atención al parto más respetuosa y que son modelos a seguir para todas las instituciones. Recordar también que es deber de los usuarios informarse, exigir y decidir en función de sus propias necesidades. Les ampara la legislación sanitaria y los códigos deontológicos de los profesionales sanitarios.

En América Latina la industrialización del nacimiento alcanza proporciones alarmantes. Nada mejor que las tasas de cesáreas para tomar el pulso al sistema: en Chile en la medicina pública rondan el 39 %, el 72 % en la privada,[5] en Argentina, el 25-30 % en la pública, 45-50 % en la privada, en Colombia, en la sanidad privada rondan el 70-80 %. En Brasil, el país que encabeza la clasificación mundial, el 52 % de los nacimientos se realizan mediante una cesárea y en algunos hospitales privados la tasa de estas intervenciones quirúrgicas alcanza el 100 %. En México, la media es del 45 %, que llega a alcanzar el 70 % en las clínicas privadas. En el resto de países las cifras son similares.[6] América Latina es la región del mundo donde más cesáreas se practican.

Este intervenir innecesariamente en tantísimos partos no hace sino aumentar la necesidad de recursos económicos en torno al proceso de nacimiento, teniendo en cuenta dos cosas: que una cesárea es el doble de cara que un parto normal y que en un parto la intervención y la iatrogenia van de la mano. Quiero mencionar, adicionalmente, los posibles daños infringidos en el vínculo madre-bebé, el riesgo de dificultar la lactancia, el estrés postraumático en que se encuentran esas madres sometidas a violencia obstétrica… Obviamente, casi todo es compensable y remediable: con amor y comprensión y la propia resiliencia.

Con el objetivo, pues, de alcanzar el mejor de los nacimientos, surge este libro. La Técnica Alexander ofrece a las parejas una valiosa herramienta a la cual recurrir cuando la mujer transita por el embarazo, parto y posparto. Se trata de un trabajo cooperativo, que los acerca al objeto más preciado

5. www.ciperchile.cl/2015/03/13/cesareas-en-chile-i-es-efectivo-que-las-mujeres-chilenas-prefieren-la-cesarea-al-parto-vaginal

6. www.cienciasalud.com.mx/noticias/latinoamerica-es-la-region-con-mas-cesareas

de sus vidas: un hijo o una hija. Todos conocemos los muchos beneficios del tocar y ser tocados en muchas circunstancias de nuestras vidas. Más en el parto, donde muchas veces sobran las palabras y sólo queda estar presente y sereno, acariciar, abrazar… sostener.

Ojalá, poquito a poco, se vaya conociendo los muchos beneficios de un parto sin anestesia y cada vez lleguen más bebés a este mundo sin interferencias de ningún tipo. Para alcanzarlo, será fantástico disfrutarlo desde la corporalidad, actitud atenta y receptiva, complicidad y, por qué no, romanticismo, que la Técnica Alexander pone a nuestro alcance.

Roser García
Equipo de comadronas de Néixer a casa
Noviembre 2015

Introducción

Ésta es una guía para mostrar a las mujeres y a sus parejas cómo pueden utilizar la Técnica Alexander para atender a las exigencias especiales que requieren el embarazo, el parto y después la crianza de un hijo.

Cuando una mujer está embarazada, mira hacia su interior para reunir la energía que va a necesitar de cara a los profundos cambios que le esperan. La Técnica Alexander –que enseña a mejorar la coordinación y el funcionamiento del binomio mente-cuerpo–, no sólo puede ser un gran método de autoayuda en esa determinada etapa, sino también un magnífico recurso a explotar en cualquier momento de nuestra vida.

Deseamos que la aplicación de la metodología de F. M. Alexander durante el embarazo llene el vacío que existe en la enseñanza prenatal. Se trata de unos conocimientos que tienen una gran implicación en la salud de las mujeres y en el óptimo desarrollo del feto. Muchos de los problemas de salud provocados por la maternidad pueden tener origen en malas posturas y en un mal patrón de funcionamiento corporal acumulado a lo largo de los años; esos problemas pueden llegar a tener difícil solución, a no ser que se aprendan nuevas maneras de comportarse y de moverse. El dolor de espalda, por ejemplo, normalmente suele ser una consecuencia directa de adoptar una posición exageradamente forzada para compensar el peso cada vez mayor del bebé.

¿Cómo funciona la Técnica Alexander? Con su práctica, cada vez te vuelves más consciente de los malos hábitos posturales que sobrecargan la posición anatómica natural y facilita el movimiento natural de tu cuerpo, lo que te permite «deshacer» las malas posturas. Debes preocuparte menos de los movimientos específicos (si bien se ofrecen ciertas indicaciones), y es importante realizarlos con cierta calidad de *uso de la mente y el cuerpo que nos da información acerca de todas nuestras actividades*. Te verás animada a prestar más atención a incluso las tareas más simples de la vida diaria; al principio serán muy pocas cosas, y después, con actividades más complejas, verás cómo te irás moviendo con más facilidad, menos tensiones y menos pérdida de energía.

Tu cuerpo empezará a ser un instrumento más sensible que puedes adaptar de manera más efectiva a los cambios que sobrevengan. Esto es algo especialmente importante durante el embarazo; y en las excepcionales y singulares circunstancias del parto, la Técnica Alexander te proporcionará más control sobre tus reacciones frente al dolor de las contracciones. Te ayudará a «dejar de lado» las fuertes presiones del trabajo de parto –fomentando el parto natural–, y por consiguiente a reducir la necesidad de intervenciones médicas.

En los últimos capítulos, hablaremos de la importancia de la Técnica Alexander en los primeros meses que siguen al nacimiento, de la crianza y educación del niño; de cómo hacer frente a las exigencias del amamantamiento y el cuidado del bebé; y de las tareas extras que inevitablemente comporta tener un hijo. Y, ¿cuál es el mejor método para volver a recuperar la figura? El plan de ejercicios para ponerse en forma en quince días puede hacer más mal que bien. Nuestro sentido corporal puede ser –y generalmente lo es– una guía desconcertante y poco fiable a la hora de mantener el buen uso del cuerpo en las actividades cotidianas. Las tablas de ejercicios, si bien se realizan con las mejores intenciones para mejorar el bienestar y la forma física, conllevan el peligro de empeorar la coordinación y el funcionamiento del cuerpo.

Como padres, deseamos fomentar al máximo el potencial de nuestros hijos. En los bebés, uno de los encantos que proporcionan es observar su gracia, su soltura y su libertad de movimientos. Sin embargo, al finalizar la infancia, suele aparecer cierto deterioro, pero eso no tiene por qué ser así: nosotros, como padres y profesores, tenemos el deber de evitarlo tanto como podamos, y en este libro indicaremos algunos de los obstáculos con los que nos encontraremos.

No es nuestra intención hacer de este libro un manual de obstetricia, ni tampoco algo que sustituya la experiencia del trabajo individual como base para aprender la Técnica. Lo que deseamos es que todo ello te anime a recibir lecciones de un profesor cualificado, te sirva de apoyo en esa experiencia y te ayude en tu desarrollo personal y en el de tu familia. Y, decidas o no a asistir a clases prenatales, esperamos que encuentres en este libro una buena guía. Los descubrimientos básicos de Alexander son de gran importancia para la humanidad –aún más cuando hoy día el acelerado ritmo de los avances tecnológicos parece no sintonizar del todo con nuestro desarrollo personal.

Diciembre de 1992

1

¿Por qué la Técnica Alexander?

A principios de la década de los setenta, cuando Jonathan era estudiante de medicina, tuvo la osadía de decirle a un especialista en obstetricia que el parto natural tenía ciertas ventajas. La mujer a la que ambos habían visto justo antes del reconocimiento prenatal hubiera querido que el nacimiento de su hijo fuera una experiencia maravillosa, «como tener mil orgasmos», había dicho. Pero no fue como lo había imaginado: el bebé llegó con una presentación posterior y ello hizo que el trabajo de parto fuera largo y doloroso. A la mujer, que yacía tumbada de espaldas en la cama del hospital superada por el dolor, se la convenció para que se le administrara anestesia epidural, y finalmente tuvo al bebé con una cesárea. Se sintió engañada.

Hoy día, la mayoría de las mujeres occidentales disfruta de enormes ventajas: el nivel sanitario general es mucho más alto que el de generaciones anteriores, o incluso que el de nuestras contemporáneas de otras partes del mundo. Gracias a un mejor nivel de vida, así como a los avances realizados en temas de higiene y medicina preventiva, las madres y los bebés están más sanos: tanto la mortalidad infantil como la de las embarazadas han disminuido de una manera espectacular. Pero esos progresos han venido acompañados de la medicalización de etapas naturales de la vida, entre ellas el embarazo y el parto. En 1990 se celebró el centenario del nacimiento de Grantly Dick Read, el pionero del movimiento en pro del parto natural. A pesar de su influencia, y de la de muchos que le han precedido, la situación general de la obstetricia y de las parteras no difiere mucho de la que describía el Dr. Marsden Wagner ese mismo año:

> Tomamos a una mujer joven y embarazada, impresionable, y la introducimos en un sistema que define el embarazo como una enfermedad. La mayor parte de las cosas a la que la sometemos durante su embarazo le están haciendo ver que ella por sí misma no podría gestar ni tener al bebé, que necesita ayuda profesional. Cuando llega el momento del parto, se siente incapacitada. ¿Qué pasa después? Pues que cree que no podrá tener a su hijo sin asistencia médica. La monitorización, la inducción, todo ello le está diciendo: tu cuerpo sólo no puede... Definimos la gestación como una enfermedad, y el parto, como una intervención quirúrgica... ¡A eso yo lo llamo una ayuda discapacitante![1]

Preparación para el nacimiento

¿Qué preparación necesita una mujer para dar a luz sin trabas y con la mínima intervención médica? Creemos, que de todos los métodos físicos y psicológicos que hoy día se conocen, la Técnica Alexander es el procedimiento que más contribuye a un embarazo más saludable y a un parto natural. Esta técnica nos aporta el conocimiento práctico de cómo nos movemos y coordinamos por nosotros mismos, y reaccionamos ante el estrés, lo cual permite a la mujer –al ser respaldada por un entorno favorable– dar a luz de la manera más fácil y natural posible. Las mujeres desean tener un trabajo de parto corto y sin dolor, sin embargo, incluso teniendo una gran experiencia en la Técnica Alexander (lo cual verás al final del capítulo 4, en el relato de Karoline), las expectativas tienen que ser realistas. Cada nacimiento es una experiencia impactante, desconocida y no se puede determinar de antemano.

---

1. M. Wagner: «Child health care in the 1990s», *Midwife, Health Visitor and Community Nurse* 1990, 26, 420-422.

En este capítulo, mostraremos una perspectiva general de algunos de los métodos más reconocidos para la preparación del nacimiento. Después, presentaremos la Técnica Alexander y describiremos cuál es relevancia con respecto al embarazo y el parto. La preparación al nacimiento, como verás, consiste en gran parte en aprender a colaborar en un proceso que es, esencialmente, extraordinariamente poderoso e involuntario. Eso implica ser capaz de usar lo que Alexander llamaba *control consciente,* a fin de evitar caer en nuestro modo habitual de reaccionar frente a las situaciones estresantes, especialmente el dolor, que es aumentar la tensión. Cuanto mejor uses tu cuerpo y las habilidades para hacer frente al estrés en las actividades cotidianas –algo que la Técnica Alexander te ayudará a mejorar–, más fácil te será dar a luz con total confianza.

Breve historia del parto

Hace muchos años, en el mundo occidental, una mujer que iba a dar a luz tenía que ser asistida por la comadrona del lugar, la cual utilizaba con frecuencia un taburete obstétrico para ayudarla a mantener una postura erguida. En Francia, en el siglo XVII, se desarrolló el uso de los fórceps, y muy pronto entre las clases pudientes se puso de moda quedarse «confinada» en la cama para dar a luz, adoptando lo que después se ha llamado la postura ginecológica o litotomía. Esta postura facilitaba que los médicos o matronas pudiesen hacerse cargo y ver lo que ellos estaban haciendo cuando su intervención era necesaria, algo que sucedía con frecuencia (la mayoría de las veces no se daban las condiciones necesarias para tener un parto natural). A lo largo de los tres siglos siguientes tuvieron lugar más avances quirúrgicos y se desarrollaron los procedimientos de anestesia y analgesia (reducción del dolor).

La gestión médica del parto

En la década de los setenta del pasado siglo, se convirtió en norma la «gestión activa del trabajo de parto»: el trabajo de parto se inducía de manera rutinaria y el saco amniótico (bolsa de líquido que rodea al feto) se rompía de modo artificial. Con frecuencia se ponía en marcha un círculo vicioso, es decir se creaba la necesidad de una mayor intervención y se producían efectos no deseados en la madre y el niño. A fin de determinar cualquier signo de sufrimiento, el feto se monitorizaba electrónicamente, se limitaban los movimientos de la embarazada, y con frecuencia, paradójicamente, se creaba el problema que se pretendía monitorizar; y también bastante a menudo se llevaba a cabo una episiotomía (incisión en el perineo) para acelerar la salida del niño. Generalmente, era necesario utilizar fármacos para hacer más llevaderas las contracciones inducidas artificialmente. Esto hacía que disminuyera la sensibilidad a las señales del cuerpo, lo que debilitaba la capacidad de la mujer de responder de una manera activa y de dar a luz por sus propios medios. Por otra parte, los fármacos aturdían al bebé (interfiriendo en el vínculo emocional entre madre e hijo). Cuando se administraba la epidural (una anestesia suministrada en zona espinal) con frecuencia se utilizaban los fórceps. Siempre se impedía que la embarazada tomara alimentos por si era necesario llevar a cabo una anestesia general.

Quizá lo más enojoso de la «gestión activa del trabajo de parto» fuera el hecho de que este procedimiento no estaba vinculado a ninguna prueba científica para determinar si, en conjunto, resultaba provechoso para la mayoría de las mujeres y de sus bebés. Los obstetras contaban con la tecnología y su (aparente) éxito añadía notoriedad a una especialidad que tradicionalmente tenía poco prestigio en el campo de la cirugía. Los médicos que efectuaban un trabajo de parto inducido («haremos que vaya todo bien deprisa») necesitaban intervenir en todo momento, pues el proceso fisiológico normal había sido alterado.

El resultado fue que el parto fisiológico, normal y natural, llegó a ser menos común y *aparentemente* no deseado por la mayoría de las mujeres.

El reto de lo natural

¿Cómo surgió el movimiento de la intervención médica? Nuestra cultura fomenta la pasividad y la dependencia de las mujeres, y por otra parte es tentador transferir nuestra propia responsabilidad a manos de los «expertos». Los viejos miedos entorno al dolor y la mortalidad pueden ser desenterrados con la experiencia del embarazo y el parto. Es posible que parezca mucho más fácil tener al lado a alguien que se haga cargo del tema por nosotros, que se lleve el dolor y nos convenza de que así será más seguro para el bebé. Por otra parte, algunos profesionales socavan la confianza de la mujer en cuanto a su capacidad para dar a luz. Durante el trabajo de parto, la futura madre está más vulnerable y es más fácil intimidarla. Frases como: «Pero si sólo tienes 2 centímetros de dilatación»; «si no haces tal cosa o tal otra, pondrás en peligro la vida del niño»; o la repetida frase: «¡empuja, empuja, empuja!», palabras todas sin relación alguna con el mensaje que el cuerpo envía a la mujer, con el ritmo de las contracciones o con cualquier otra necesidad real.

Aunque, evidentemente, hay situaciones que precisan una intervención médica, la gestión activa y rutinaria del trabajo de parto no está justificada. Durante los últimos veinte años se ha evidenciado la capacidad de las mujeres de dar a luz de manera natural y con un mínimo de intervención médica, algo que va en aumento de forma abrumadora. Por otra parte, hoy día hay un mayor conocimiento de la intrincada función hormonal y de otros mecanismos de regulación del trabajo de parto, lo cual facilita el mismo. Cualquier interferencia, a menos que sea estrictamente necesaria, es como poner palos en una rueda.

Paradójicamente, el período de mayor desarrollo tecnológico en cuanto al parto –finales de los sesenta y la década de los setenta del siglo pasado–, coincide con el surgir del movimiento de liberación de la mujer, período en el que las mujeres se volvieron más conscientes de sus necesidades y empezaron a luchar por conseguir el control de sus vidas, incluyendo los procesos del embarazo y el parto.

Pioneros del parto natural: los inicios del cambio

El médico inglés Grantly Dick Read fue quien planteó abiertamente el parto natural, en primer lugar en una obra publicada en los años treinta, y después en su clásico *El parto sin miedo*, de 1944. Este médico describió en su obra un momento decisivo en los primeros años de su carrera, el día en que una mujer joven que había rehusado su ofrecimiento de recibir anestesia le dijo tras haber tenido un parto fácil: «No me dolió. ¿Tendría que haberme dolido, doctor?». Hasta ese momento él pensaba que el dolor era una parte consustancial del proceso del parto.

En los meses que siguieron, a medida que Grantly Dick Read fue observando el miedo y el dolor de muchas mujeres en el momento del parto, empezó a cuestionarse si ese sería el proceso normal en el caso de que las embarazadas estuvieran mejor preparadas para dar a luz. Llegó a comprender que el miedo, la tensión y el dolor estaban interconectados y que, si esas circunstancias se apoderaban de la mujer durante el trabajo de parto, éste sería sin duda mucho más problemático. La conclusión a la que llegó es que las mujeres tendrían mucho menos miedo si supieran más acerca del trabajo de parto y del parto, y entonces empezó a impartir formación prenatal. Además de una importante información vinculada al embarazo y el nacimiento, la educación prenatal que él postulaba consistía en diversos ejercicios: relajación y tonificación al inicio y técnicas respiratorias más tarde.

Independientemente de la cautela que la Técnica Alexander pone en la noción completa de cómo se ejecutan los ejercicios, hoy día, la mayoría de los defensores del parto natural también rechazarían de pleno la insistencia de G. Dick Read acerca de que las mujeres estuvieran recostadas durante la primera etapa del trabajo de parto. Dejando eso de lado, hay que tener en cuenta que la gran aportación de este pionero fue la de contemplar el parto desde un punto de vista *psicológico*, en vez de *patológico*, así como el hecho de oír —y escuchar sobre todo—, las experiencias de las propias mujeres durante el trabajo de parto.

El obstetra francés Fernand Lamaze estaba desarrollando prácticamente al mismo tiempo lo que él llamaba «método psicoprofiláctico», el cual se basa en el control mental para evitar problemas durante el trabajo de parto. Éste llegó a ser, sin duda alguna, el método más influyente de la enseñanza prenatal. El razonamiento de Lamaze era que las mujeres no podían saber probablemente cómo dar a luz, tenían que aprenderlo, del mismo modo que uno aprende a nadar, a leer o a escribir. Su original propuesta consistía en que las embarazadas aprendieran —estando recostadas— a respirar de determinada forma según el momento del trabajo de parto. De este modo, y con el recordatorio de sus parejas en caso necesario, las mujeres podían distanciarse ellas mismas del dolor. No está claro cómo podría ser efectiva esa disociación del cuerpo en el caso de que el trabajo de parto se prolongara (como puede muy bien suceder en posición tumbada). Si eso fallara, la ansiedad provocada por la pérdida de control podría inhibir la evolución natural del trabajo de parto.

La situación en Gran Bretaña

En 1955, en Inglaterra, la Fundación National Childbirth Trust (NCT, según sus siglas en inglés), muy conocida por su defensa del parto natural y por sus clases prenatales, inició su andadura como una asociación para «la promoción y el conocimiento del sistema Dick Read». Poco a poco, la fundación fue incorporando otros métodos e ideas, especialmente los de Lamaze y Sheila Kitzinger. Erna Wright, una de las primeras educadoras inglesas de enseñanza prenatal visitó Francia en 1960 y allí conoció el «método psicoprofiláctico de Lamaze.

Sheila Kitzinger era una antropóloga social que trabajaba por cuenta propia antes de tener conocimiento de la existencia del NCT, al que se unió en la década de los sesenta. Debido a su espíritu luchador y a su autoridad, su influencia fue decisiva. Su propuesta incluye aspectos tanto del método Dick Read como del de Lamaze, e incorpora la idea de los movimientos y posiciones del parto activo. Por otra parte, ella prefiere «centrarse en la experiencia del parto más que en una serie de ejercicios de respiración y de relajación». Sus numerosos escritos sobre los aspectos emocionales y psicosexuales del parto han influido y empoderado a mujeres de todo el mundo.

The French Connection (La conexión francesa)

La corriente a favor de un nacimiento más natural había empezado a ganar posiciones con la publicación, a mediados de los setenta, de la obra *Un nacimiento sin violencia*, de Frederick Leboyer, quien aportó los conocimientos de un obstetra y la sensibilidad de un poeta para indagar sobre la experiencia del nacimiento *para el bebé*. El recién nacido, afirmaba, no debería sufrir los focos deslumbrantes, los ruidos de unos asistentes poco sensibles, y ciertos contactos rudos que dañaran sus sentidos. Aconsejaba retrasar el momento de cortar el cordón umbilical y hacía hincapié en la importancia de relajar el momento de transición entre el útero y el mundo exterior introduciendo al recién nacido durante unos momentos en un baño de agua templada.

Es muy posible que, tras Leboyer, la mayor contribución de la profesión médica la hiciera Michel Odent. Si bien Leboyer señaló el camino hacia las condiciones necesarias para proporcionar al bebé un nacimiento suave, Odent centró la atención en las necesidades de la madre durante el trabajo de parto. Este último trabajaba como cirujano general en un hospital de Pithiviers, Francia, que tenía una gran actividad, por lo que a veces le pedían realizar intervenciones de cesáreas ya que no contaban con un obstetra residente. Dado que esas intervenciones le quitaban gran parte de su escaso tiempo, Odent empezó a preguntarse por qué se tenían que realizar tantas intervenciones, y también empezó a observar a las mujeres que daban a luz, esforzándose en responder a sus necesidades. De este modo, pudo determinar las condiciones que él suponía necesarias para que el trabajo de parto se desarrollara con normalidad, y creó en su hospital un «entorno ideal» para que las mujeres pudieran parir de manera espontánea, sin anestesia, y con menos complicaciones de las que se dan en muchos paritorios. El mejor entorno para un nacimiento, afirmaba, es aquel que la mayoría de las parejas eligen para hacer el amor. Llamaba a ese lugar la «sala salvaje» (una habitación «natural»), un lugar tranquilo –al contrario de los paritorios de la gran mayoría de hospitales–, algo así como un dormitorio amueblado con una plataforma baja y cojines en el que la parturienta se sintiera libre de ser ella misma y adoptar la postura que mejor le pareciera.

Odent reconoce la deuda que tiene con Leboyer por el énfasis que éste puso en crear un lugar tranquilo, templado y con luces tenues, y un especial cuidado en que no se interrumpiera el contacto entre madre e hijo. El hospital de Pithiviers se hizo famoso por no administrar anestesia y ofrecer bañeras de agua caliente, pensadas especialmente para la relajación, pero en las que ocasionalmente también tenían lugar los nacimientos; y además era un centro conocido por favorecer que muchas mujeres dieran a luz en cuclillas. Sin embargo, Odent asevera [*en Birth Re-born: What Birth Can and Should Be (Nacimiento renacido: cómo puede y debe ser el nacimiento)*] que lo más destacable debe ser la actitud de la comadrona que acompaña a la mujer durante el trabajo de parto: «la confianza en el instinto natural de los seres humanos y en la innata sabiduría de las mujeres a la hora de dar a luz». Esto era algo que indudablemente se percibía en la atmósfera del lugar: el comportamiento tranquilo, pausado y natural del personal del centro. El hospital de Pithiviers asistía a una comunidad rural y, durante el tiempo que Odent trabajó en él, atraía a numerosas personas de otros lugares. Muchas mujeres –con frecuencia aquellas que temían un nacimiento complicado o bien que se habían visto amenazadas con ser intervenidas–, peregrinaban hasta allí para tener a sus hijos en la unidad del Dr. Odent. Para otras, una sola visita incrementaba la *confianza en ellas mismas* de que si no en casa, sí con la comadrona de su hospital local, podrían tener un nacimiento mejor. Los resultados obtenidos confirmaron de manera extraordinaria todas las aseveraciones que Odent había hecho: en Pithiviers las medidas llevadas a cabo mostraron un sustancial descenso de incidencias médicas, de complicaciones maternales y neonatales, con respecto a la mayoría de las unidades de obstetricia.

La necesidad de un enfoque «holístico»

Si bien F. M. Alexander culminó su carrera profesional en la misma época aproximadamente que Dick Read y Lamaze, es sorprendente que no hubiera contacto entre ellos. Por lo general no se sabe que Alexander tuviera un especial interés en el efecto de la mala coordinación del cuerpo en el embarazo y el parto. En su último libro, Alexander cita la obra *Body Mechanics* (*Mecanismos del cuerpo*), escrito por un grupo de cirujanos ortopédicos:

> Muchos de los problemas ginecológicos y de los largos períodos de debilidad que sobrevienen tras algunos embarazos pueden explicarse partiendo de la base de que los antiguos mecanismos erróneos de compensación del cuerpo se ven desarmados por el embarazo y el parto, y, una vez rotos, el cuerpo, mal usado, es incapaz de recuperar su compensación y su fortaleza. Una buena comprensión de la corrección de los mecanismos erróneos del cuerpo puede evitar gran parte de ese problema.[2]

---

2. J. E. Goldthwaite *et al.*, *Body mechanics*, Lippinctt, 1932.

Según sabemos, la Técnica Alexander es el método que mejor estimula y favorece los «mecanismos del cuerpo» contribuyendo a la flexibilidad de la respuesta necesaria para un mejor embarazo y parto. No se trata, por supuesto, de una panacea; como sucede con cualquier otro método, no se puede «injertar» en el último período del embarazo y esperar resultados notables en el trabajo de parto. Será efectivo en tanto se aplique, pero por sí solo no puede garantizar que el parto sea totalmente natural. Cada mujer tiene sus propias actitudes y creencias, así como su particular modo de moverse y su propio historial médico; y existen otros factores a tener en cuenta, tales como la estructura genética, la nutrición y el enfoque del equipo médico que la asiste. Cuanto más al inicio de tu embarazo conozcas los principios de la Técnica Alexander, mayores serán los beneficios que obtengas de ella.

Lo mejor es recibir un tiempo antes unas cuantas lecciones para que de este modo la técnica Alexander llegue a formar una parte importante de ti misma.

¿Por qué afirmamos que la Técnica Alexander conlleva un enfoque holístico? Por varias razones, la primera es que tiene una clara visión de la persona en su totalidad –en su yo físico y psíquico–, como podrás ver enseguida; y se trata de una propuesta que no se basa en tratar directamente *los síntomas* sino en *buscar la manera de mejorar globalmente*. Está relacionado con el modo en que respondemos al estrés y cómo lo superamos. No se trata de algo para practicar en circunstancias especiales con la esperanza de contar con ello en un momento dado, cuando estemos bajo presión, sino de una técnica que nos ofrece un conocimiento esencial y práctico para vivir la vida en cada momento. Es un modelo claro de cómo debemos coordinarnos y cómo se organizan entre sí las diferentes partes de nuestro cuerpo. Y, finalmente, esta técnica no sólo nos dice en la práctica que la mente y el cuerpo no pueden separarse si no que nos muestra de manera precisa como están ambos interconectados.

¿Qué es la Técnica Alexander?

La base de la Técnica Alexander está en el *uso de uno mismo*: el modo como nos movemos, actuamos y nos coordinamos en todas nuestras actividades diarias. Ello incide en nuestra postura, en la respiración libre, en la atención que ponemos en nuestras tareas y en la facilidad y economía con que realizamos nuestros propósitos. A nivel físico, implica crear la tensión necesaria para la actividad que estemos realizando y una elemental redistribución del tono muscular en todo nuestro cuerpo. A nivel psíquico, produce un estado mental más calmado y más claro: nos vemos menos dirigidos por impulsos contradictorios. Nuestro entramado psicofísico llega a ser más armónico y se equilibra el uso de todas nuestras energías.

El control primario

El principal descubrimiento de Alexander fue que todos los aspectos de nuestro funcionamiento –ya estén relacionados con nuestra habilidad física o con nuestro bienestar psicosomático– están vinculados con la manera en que nos usamos a nosotros mismos. Este «uso» depende de la relación entre el cuello, la cabeza y la espalda, a lo cual Alexander llamó *control primario*. Cuando el cuello está libre de tensiones, la cabeza se coloca de manera natural encima del cuello y la columna vertebral se alarga por sí misma. Esto se traduce en máximo espacio y libertad para los pulmones, mayor bombeo para el corazón, digestión y eliminación de flujos, y buen funcionamiento de los órganos pélvicos, entre ellos el útero. Las superficies articulares quedan menos compactadas, los músculos de todo el cuerpo están más tonificados y alargados, y los movimientos son más ligeros, suaves y fáciles de realizar.

La mala relación entre el cuello, cabeza y espalda está tan generalizada que por lo general la solemos pasar por alto por completo. Sin embargo, en condiciones de estrés, ya sea éste físico o mental, puede ser especialmente perceptible. El llamado *reflejo de sobresalto*, observado científicamente, ilustra esto claramente. El cuerpo, al sentirse amenazado –algo que en un laboratorio puede recrearse con el sonido del disparo de un arma–, adopta de inmediato una actitud de supervivencia: entre otras cosas, la tensión aumenta rápidamente en los músculos del cuello, lo que hace que éste se arquee, la cabeza se quede bloqueada hacia atrás y hacia abajo, entre los hombros, y el cuerpo se encorva. En menos de medio segundo este aumento de la tensión llega a todo el cuerpo. Si el sujeto se sobresalta sólo un poco, el único grupo muscular que muestra una reacción es el del cuello. Una manera de aliviar esa tendencia al acortamiento del cuello y la retracción de la cabeza es doblarse hacia abajo o estirarse. Si te pones la mano en la nuca sentirás la tirantez muscular, especialmente en el punto más bajo de la flexión o cuando te enderezas.

La historia de Alexander

Cuando era un joven actor, F. Matthias Alexander (1869-1955) empezó a darse cuenta de que hacía un uso incorrecto de su cuerpo. Observó mediante espejos que cuando declamaba no sólo echaba la cabeza hacia atrás y la bajaba hacia los hombros sino que además, de manera simultánea, elevaba el pecho y hundía la parte inferior de la espalda. Y todo esto aspirando aire de manera muy sonora y ejerciendo presión sobre las cuerdas vocales.

Durante una actuación que requería gran esfuerzo, se agravó tanto la afonía recurrente que llevaba un tiempo molestándole que finalmente apenas podía hablar. Su prometedora carrera de actor estaba amenazada. Previamente había consultado a diversos médicos y todos le habían aconsejado que descansara, pero el reposo sólo resolvía el problema de manera temporal. De modo que decidió tomar la iniciativa e indagar por sí mismo. En un principio creyó que le sería fácil aprender a actuar de manera diferente, a proyectar la voz adecuadamente. Pero pasó un tiempo hasta darse cuenta de que al intentar arreglar las cosas lo que hacía realmente era empeorarlas.

¿Querer cambiar aunque todo siga igual?

Alexander empezó a ver que el patrón de tensión erróneo que le afectaba mientras actuaba siempre estaba presente, aunque en diferentes grados: era una cuestión de la cantidad de estrés que acarreaba. Mediante diversos experimentos descubrió que la «actitud» de su cabeza sobre el cuello afectaba a la relación de todas las otras partes del cuerpo, pero todos sus intentos por mantener y mejorar la postura mientras declamaba fallaron, ya fueran el intentar permanecer más rígido o el compensar la retracción de la cabeza echándola hacia delante y hacia abajo, lo cual añadía presión a la parte anterior de la garganta. ¿Qué es lo que hacía mal? No había tenido en cuenta la combinación de las fuerzas del *hábito* con las de la *falta de fiabilidad de su sentido corporal.*

En cuanto a los hábitos se refiere, cabe señalar que los patrones básicos de movimiento se almacenan en la parte posterior del cerebro, listos para ser activados, del mismo modo que se activa un programa informático. Los habituales patrones musculares incorrectos van unidos al sentido de falta de fiabilidad del cuerpo. Cuando Alexander empezó a observar por medio de espejos los detalles de sus movimientos, se dio cuenta de que no estaba haciendo lo que creía estar haciendo: tras varios meses de práctica, *sentía* que estaba logrando evitar echar la cabeza hacia atrás mientras recitaba, pero los espejos le dijeron justo lo contrario.

Hasta entonces, Alexander pensaba que si intentaba cambiar de manera consciente el uso que hacía de su cuerpo, podría resolver el problema. Sin embargo, finalmente se dio cuenta de que se había estado empeñando en «hacer lo correcto», lo que *sentía* como correcto. Pero se dio cuenta de que lo que creía que era correcto era objetivamente incorrecto, pues ello implicaba usar mal todo el cuerpo e interferir en el uso de su voz. Y así fue cómo se enfrentó a esta cuestión: ¿deseaba realmente cambiar? Si así fuera, significaría permitir que sucediera algo bastante diferente, algo vinculado a sentirse estar haciendo algo incorrecto.

Crear el cambio: inhibición y dirección

El momento crucial llegó cuando Alexander se dio cuenta de que sólo con pensar en declamar su cuerpo se colocaba en la habitual postura errónea que había estaba dañando su voz y su actuación. De modo que su afonía no era sólo un problema sobre la manera de usar todo su cuerpo, sino que también estaba insondablemente unido al modo en el que usaba su mente en relación con lo que hacía: la mente y el cuerpo son en la práctica inseparables.

En primer lugar, era importante, pues, evitar que se desencadenara la pauta o el patrón tensional. Alexander llamó a eso *proceso de inhibición y no hacer, mediante el cual significaba la decisión para* rechazar responder de forma automática, dejar al cuerpo «en punto muerto». Entonces se quedaba libre para elegir su respuesta. ¿Cómo lo hacía exactamente? Practicaba repetidamente situaciones en las que formulaba la intención de declamar y después se daba a sí mismo tres opciones: declamar, no declamar o hacer otra cosa totalmente diferente. Así que cuando se preparaba, la mayoría de las veces, no se disponía a conseguir el objetivo que tenía: recitar; y, de esta manera gradualmente, pudo ir reduciendo la respuesta automática de acumular la tensión que experimentaba cada vez que deseaba declamar.

Pero era necesario algo más para hacerse cargo de la tensión subyacente y para mantener un mejor uso de él mismo a la hora de declamar: en vez de intentar mantener la cabeza en la postura que previamente había pensado como correcta, practicaría en *dirigir* el cuello, la cabeza y el torso hacia una relación más óptima. Esto lo hacía para proyectar «mensajes ideas» a esas partes del cuerpo (y a veces eran necesarias instrucciones (lo que en técnica Alexander llamamos direcciones) secundarias para brazos y piernas también). Eran unas instrucciones sencillas: *deja el cuello libre, deja que la cabeza se dirija hacia delante y hacia arriba; deja que la espalda se alargue y se ensanche* (cuando a lo largo del libro hablamos de la necesidad de *dar direcciones,* debes saber que nos referimos a esto). Esas direcciones/instrucciones se daban sin ninguna intención de «hacerlas», de llevarlas a cabo directamente. Su propósito fundamental era evitar que el cuello se tensara, que la cabeza se fuera hacia atrás y hacia abajo y que la espalda se acortara y estrechara. Con la práctica se pueden dar todas las direcciones/instrucciones juntas y una tras otra.

Así pues, en vez de ir directamente hacia el final de su propósito –lo cual siempre le aportaba dificultades (él lo llamaba «**persecución-de-fines**»), con la práctica de la inhibición, del no hacer, de darnos direcciones, *pensar durante una actividad*, Alexander pudo adquirir una resonancia de voz fuerte y fluida y nunca volvió a tener problemas sobre un escenario.

La «Cenicienta» de la salud

Alexander descubrió con placer que su salud y su bienestar general mejoraron considerablemente, y que su tendencia a sufrir problemas nasales y respiratorios desaparecían. El interés por todo lo que había descubierto empezó a destacar por encima de su amor por la interpretación, sobre todo vio que la mayoría de la gente presentaba también unos patrones del movimiento igualmente erróneos. Comenzó a enseñar sus descubrimientos a otros actores, y éstos con frecuencia le informaban de sus inesperadas recuperaciones de salud. Muy pronto empezaron a solicitar su ayuda personas que sufrían todo tipo de afecciones crónicas. Los médicos se quedaron tan impresionados de las mejoras experimentadas por sus pacientes que insistieron en que dejara Australia y llevara su método a Londres, donde estaban seguros de que recibiría el reconocimiento que merecía. Así lo hizo en 1904, fecha en la que inició una extensa carrera profesional enseñando su técnica. En sus lecciones fue testigo de numerosas situaciones en las que el paso de la enfermedad a la salud iba acompañado de casos de individuos que mejoraban el uso de ellos mismos en sus actividades cotidianas. Alexander, pues, vio confirmada su aseveración de que *el uso afecta al funcionamiento;* con «funcionamiento» se refiere a todos los aspectos, desde la manera con la que realizamos nuestros actos cotidianos a nuestra salud psicosomática; el trabajo correcto de todos los sistemas corporales, ya sean los de la respiración, la circulación sanguínea, la digestión, la eliminación, los nervios, los sentidos o la reproducción.

Hoy día nos recuerdan constantemente la cantidad de factores que influyen en nuestra salud: la mala nutrición, la polución, el abuso de fármacos, la insatisfacción. Pero existe otro factor que con frecuencia pasamos por alto: la «Cenicienta» de la salud, lo que Alexander llamaba el *uso de uno mismo.* Justo antes de la Segunda Guerra Mundial, diecinueve médicos escribieron a la prestigiosa publicación *British Medical Journal* pidiendo que se introdujera en la carrera médica la comprensión del concepto de Alexander del *uso de uno mismo.* Lamentablemente, eso no llegó a suceder, si bien a lo largo de los años han sido muchos los médicos que han reconocido el valor de la Técnica Alexander y han enviado a sus pacientes a tomar lecciones de ella. Algunos científicos han mostrado también un gran interés por el trabajo de Alexander, entre ellos el eminente fisiólogo Sir Charles Sherrington. El etólogo (estudioso del comportamiento animal) Nikolaas Tinbergen, galardonado en 1973 con el premio Nobel en medicina y fisiología, dijo lo siguiente sobre Alexander y su obra:

Esta historia de perspicacia, inteligencia y perseverancia mostrada por un hombre sin formación médica es una auténtica epopeya de la investigación y práctica médica.[3]

Si bien Alexander no era un académico, su obra plantea algunas cuestiones en las fronteras entre la medicina, la educación y la psicología, un reto que apenas se ha tenido en cuenta. Verdaderamente no es fácil catalogar el trabajo de Alexander, pues es más sencillo definir lo que no es. Alexander se opuso abiertamente a cualquier tipo de tratamiento sintomático sin tener una clara comprensión de las causas subyacentes. Su técnica propugna que nos responsabilicemos de nuestra propia salud y bienestar. Se trata de una causa para toda la vida. Veamos, a continuación, qué significa esto en la práctica.

Aprender la Técnica Alexander

¿Por qué tomar lecciones?

Hay personas que desean tomar una serie de lecciones porque quieren asegurarse de que están funcionando lo mejor posible y para evitar que en el futuro surjan problemas. La primera etapa del embarazo es un punto de partida para muchas mujeres. Artistas como actores, músicos y bailarines consideran que la Técnica Alexander constituye una gran ayuda para la preparación y ejecución de sus actividades artísticas. Sin embargo, la mayoría llegan a esta técnica porque saben que las cosas no son como deberían ser. A veces es tan sólo una percepción de que algo no va bien, la sensación de que soportan más estrés y angustia o de que sus cuerpos están menos bien coordinados de lo que deberían. Es posible que la Técnica Alexander sea el último recurso tras haber probado otros tratamientos médicos, ortodoxos o no. ¿En qué tipo de afecciones puede ser de ayuda la Técnica Alexander? Podemos clasificarlas de la siguiente manera:

---

3. N. Tinbergen, «Ethology and stress disease», discurso pronunciado al recibir el Premio Nobel de Medicina en 1974.

- Problemas «mecánicos»: dolor de cuello y espalda, problemas de lesiones repetitivas, como codo de tenista, hombro congelado, tenosinovitis, artritis, pies planos, varices, problemas posturales.
- Trastornos psicosomáticos relacionados con el estrés: dolores de cabeza, problemas respiratorios y gastrointestinales, hipertensión.
- Rehabilitación de enfermedades crónicas, accidentes y lesiones.
- Problemas psicológicos: depresión y estados de ansiedad.

No se trata ni mucho menos de una lista completa, y más adelante hablaremos de la especial relevancia que tiene la Técnica Alexander para el embarazo y la salud de la mujer. Sea cual sea el problema, la cuestión que se plantea es siempre la misma: ¿cómo afecta al uso del cuerpo y a la coordinación? La respuesta emerge gradualmente a medida que el sentido corporal es más preciso y uno empieza a notar y a liberar la tensión capa a capa.

¿Existe alguna fórmula rápida para aprender esta técnica? La respuesta es no. En grupo, se pueden presentar y realizar cosas útiles, pero para poder progresar de manera sustancial se requiere el trabajo individual. Alexander decía que si estuvieras preparado para hacer lo que él decía no necesitarías un profesor. Era una persona excepcional. Sería algo inusual que alguien pudiera realizar la técnica con éxito por sí solo, porque llegamos a depender de nuestra percepción errónea del cuerpo. Es mucho más fácil desarrollar hábitos que ya existen que «deshacer» los viejos. Y, por otra parte, con muy pocas lecciones, si uno está motivado puede realizar cambios extraordinarios.

¿Qué sucede en las lecciones?

El profesor utilizará las herramientas que Alexander descubrió —observación, inhibición / no-hacer y dirección—, para ayudarte a moverte con mayor soltura y libertad. Poco a poco aprenderás por ti mismo a crear esa experiencia de manera progresiva en cada una de tus actividades cotidianas. Por lo general la clase comienza con el ejemplo de levantarse de una silla, lo cual casi siempre manifiesta gran esfuerzo muscular y tensional; o puede que te pidan que hagas aquellos movimientos que aparentemente te causan problemas. Cuando en un principio estás sentado, de pie o tumbado, el profesor o profesora te ayudará con sus manos a liberar tensión en partes determinadas de tu cuerpo y a restablecer el tono muscular cuando sea necesario. Este «remoldear» el cuerpo sigue pues en el movimiento, algo en lo que te inicia el profesor. A lo largo del curso te guiará por medio de una serie de patrones de movimientos que forman la base de las actividades diarias. Al principio, la mejora del equilibrio del tono muscular y la cualidad del movimiento te resultarán desconocidas y extrañas.

Según lo dicho hasta ahora, puede parecer que el papel del alumno sea bastante pasivo, pero en realidad la técnica requiere que éste preste mucha atención y diligencia mental para poder *permitirse* ser movido. Por medio de las repeticiones, la calidad de la coordinación mejorará –con gran frecuencia de manera extraordinaria–, y el propio control consciente y el pensar en una actividad sustituirán cada vez más a las manos del profesor.

¿Cuánto tiempo hay que dedicar a tomar clases? Es difícil precisar el número y la cantidad de sesiones (de treinta a cuarenta minutos cada una) que uno puede necesitar, pero, grosso modo, un curso básico, consistente en dos sesiones por semana durante el primer mes y luego una por semana durante un par de meses más, aporta una mejoría y un mantenimiento muy importante.

A continuación hablaremos de por qué el tiempo y el esfuerzo dedicado a aprender la Técnica Alexander puede ser tan valioso para las mujeres en edad fértil.

El embarazo y el nacimiento

El embarazo y la preparación para el nacimiento

Durante el embarazo, especialmente en las últimas fases de éste, las cosas cambian muy deprisa. Parece necesario hacer reajustes constantes: ¡no acabas de salir de una etapa y ya estás en otra! La Técnica Alexander te permitirá estar más en contacto con tu cuerpo, ser más sensible a sus demandas y tener una mayor capacidad de adaptación. A medida que cambia tu silueta, el modo de flexionarte, y de moverte en general, requiere nuevos cambios: por ejemplo, poder ponerte los zapatos sin aplastar tu «panza».

En el tiempo limitado que tienes por delante hasta el nacimiento, ¿qué tipo de preparación necesitarás? Odent afirma que el proceso del trabajo de parto es instintivo y que, por consiguiente, algo para lo que la mujer necesita poca preparación. Si algo debe hacer es *desaprender* lo que ha adquirido su mente consciente a fin de que su cerebro «primitivo» puede dirigir el trabajo de parto. La Técnica Alexander pone énfasis en la necesidad de ejercer un control consciente de manera que podamos inhibir nuestra práctica adquirida de tensarnos para hacer frente al dolor y al estrés y no bloquear nuestras funciones involuntarias, el proceso del trabajo de parto incluido.

El parto

Poco a poco se va aceptando la idea de la importancia de que la mujer pueda adoptar la postura que desee durante el trabajo de parto. Pero, como hemos visto anteriormente, por lo general siempre suele haber una distancia entre lo que queremos y lo que podemos hacer: estamos limitados por unos patrones de movimiento que nos parecen correctos aunque puedan producirnos tensiones, esfuerzos excesivos o lesiones.

Esto trae consecuencias en la primera etapa del trabajo de parto, en la que una necesita sentirse lo más relajada posible. Odent dice que en esta primera etapa, para que el trabajo de parto trascurra adecuadamente, las mujeres tienen que secretar sin traba alguna las hormonas apropiadas: endorfinas —los analgésicos naturales del organismo—, y la oxitocina, la cual estimula las secreciones uterinas. Si la mujer siente ansiedad y tensión, su sistema nervioso simpático secretará adrenalina y otras hormonas del estrés, preparándola para la reacción de «lucha o huida» (nuestro primitivo mecanismo de supervivencia). Esto hace que se inhiba la secreción de oxitocina y disminuye o detiene la dilatación del cérvix o cuello del útero. Con un buen conocimiento de la Técnica Alexander es más probable que puedas responder a las contracciones con menos tensión (ésta significa resistencia al proceso del trabajo de parto) y de manera activa. Si acumulas menos tensión general, podrás ser más perceptiva a las señales que el cuerpo te envía acerca de lo que es más conveniente hacer en cada momento del trabajo de parto.

El período de «transición» del trabajo de parto puede ir acompañado de grandes sentimientos de miedo o agresión, lo cual no es sorprendente si consideras la «crisis» natural del nacimiento. La T. A. puede ayudarte a encontrar un mejor equilibrio entre estar paralizada por unas emociones tremendamente fuertes y sentir que necesitas que éstas te «desgarren». Y, sintiéndote más confiada en el modo de funcionar de tu cuerpo, es más posible que *dejes* que el nacimiento se produzca *por sí solo*, en vez de sentir pánico mientras empujas terriblemente dirigida por un personal bien intencionado (aunque a veces equivocado).

¿Qué hay de malo en hacer ejercicio?

Nos bombardean continuamente con mensajes sobre los presuntos beneficios de hacer gimnasia o del entrenamiento físico, y gran parte de ellos van dirigidos a las embarazadas. ¿Cómo discernir entre el tipo de ejercicio que puede ser dañino y aquel que al menos puede aportar algo bueno? Es interesante ojear libros de los últimos treinta años sobre la educación del parto y ver cómo han cambiado los tipos de ejercicio físico que se recomendaban en ellos. Cualquier método de *fitness* que estaba de moda en cada momento –yoga, o aerobic por ejemplo ejercía una gran influencia.

Existen un tipo de ejercicios que pueden ser beneficiosos si se hacen de una manera lenta, suave y consciente, sin alterar la relación entre cuello, cabeza y espalda. Entre esos ejercicios se encuentran el caminar, la natación y algún tipo de danza y movimiento, como por ejemplo Medau y los movimientos lentos y suaves del estilo Yang del Tai Chi. En la natación debe evitarse mantener la cabeza fuera del agua (eso crea una excesiva tensión en el cuello) y hay que recordar que los movimientos en el agua pueden ser excesivos.

Alexander cuestionaba en sus escritos si «hacer ejercicio» era realmente tan seguro y efectivo como afirmaban los partidarios de ellos. En primer lugar señalaba que si tu sentido corporal no es correcto –una consecuencia de ello es tener mala postura–, éste te será tan poco creíble para guiarte en tus ejercicios como lo ha sido en tus actividades diarias. Cualquier tipo de ejercicio repetitivo, especialmente si se practica con rapidez, conlleva el peligro de realizar unos patrones de movimiento antiguos que probablemente necesitan ser cambiados.

Alexander planteó más objeciones. Una de ellas era que, por lo general, solemos intentar corregir ciertos problemas específicos (falta de tono muscular, rigidez, poca resistencia) sin saber realmente cómo funciona nuestra coordinación en conjunto; puede que arreglemos un problema, pero podemos crear otros nuevos. Un ejemplo es el «subidón» que la gente suele experimentar cuando realiza ejercicios aeróbicos, eso puede enmascarar lesiones en las articulaciones y en los tejidos blandos. Pero quizás el aspecto más dañino de hacer ejercicio es que tratamos al cuerpo y a la mente como si estuvieran separados. Por mucho que intentemos «hacer» ejercicios, no apreciamos suficientemente que nuestro «modo de pensar» habitual en relación con cualquier actividad siempre nos va llevar a realizar y a repetir patrones de movimientos erróneos. A menos que cambiemos nuestro enfoque global, estaremos reforzando los problemas que intentamos solucionar.

Flexibilidad

Sin una percepción corporal fidedigna, la tensión preexistente se refleja en los movimientos y es probable exagerar el esfuerzo por mejorar la flexibilidad, lo que incrementa el riesgo de sufrir lesiones. El intentar ponerse de cuclillas es un claro ejemplo, pero es deseable que las mujeres sepan adoptar esa posición como parte del abanico de posibles movimientos activos que se pueden realizar en el proceso del nacimiento (y también para la vida diaria, claro está), la cuestión –que por lo general no queda clara– es: ¿de qué manera puede una volver a ponerse de cuclillas *fácilmente y sin lesionarse*? En el siguiente capítulo intentaremos mostrarte cómo hacerlo siguiendo los postulados de Alexander.

Tonicidad

Muchos ejercicios alteran la relación cuello-cabeza-espalda y aumentan la tensión en partes del cuerpo que ya están tensas. Hay que tener especial cuidado a la hora de realizar cualquier tipo de abdominales, incluso las variaciones más «suaves», como los «abdominales con flexiones de tronco» y los de doble elevación de piernas. Se supone que estos ejercicios restablecen los músculos de la barriga que se han distendido y aflojado con el embarazo y el parto. Si bien es posible que se tenga éxito hasta cierto punto –y no es fácil mantener un equilibrio correcto (con frecuencia hay un exceso de tensión y se producen lesiones), será a expensas de crear un excesivo esfuerzo en la parte anterior del cuello, un empuje hacia abajo a través de todo el cuerpo y una distorsión postural.

Las mujeres generalmente contraen en exceso los músculos abdominales para conseguir un vientre más plano. La tensión persistente en esa zona está asociada con la represión emocional (el plexo solar es un importante centro emocional) y una pérdida de conciencia corporal en toda la zona abdominal y pélvica –lo contrario, claro está, a lo que se requiere durante el nacimiento, ¡por no hablar de otros momentos! Restableciendo y manteniendo un buen uso del cuerpo como una unidad, los cambios locales en la tonicidad muscular que necesitas tras el nacimiento tendrán lugar de un modo natural y de forma coordinada; los órganos abdominales y pélvicos volverán a sus posiciones anteriores al embarazo y el vientre a su forma natural, ligeramente redondeada.

Respiración y métodos de relajación

Según el punto de vista de Alexander, cualquier intento de ejercer un control directo sobre la respiración es potencialmente dañino. La respiración es gran parte un proceso automático que tiene lugar de manera espontánea si se mantiene una adecuada relación de cuello-cabeza-espalda. A veces el proceso se ve alterado por nuestras reacciones frente a diversas situaciones. Así, por ejemplo, cuando tenemos una ansiedad excesiva, puede desencadenarse el reflejo del sobresalto y la respiración volverse rápida y superficial. La concentración forzada en una tarea casi siempre implica mantener la respiración.

Suele ser poco recomendable imponer un patrón respiratorio durante una etapa particular del trabajo de parto. Será suficiente con mantenerse tan libre y suelto como sea posible, con la espalda alargada y extendida, y dejar que sea la «inteligencia» del cuerpo la que regule el ritmo respiratorio.

¿Y qué hay de los métodos de relajación? Alexander señalaba que los mismos suelen producir un estado de «colapso» en el que la actitud de alerta se amortigua y el tono muscular se reduce de modo que no puedes responder de manera adecuada a las demandas de la vida (dejando aparte las del parto).

Resumiendo: la Técnica Alexander no contempla la relajación, las posturas, la forma física y la respiración por separado; en vez de ello ofrece una base clara de las condiciones que subyacen en el «uso *de uno mismo*», y muestra cómo puedes funcionar mejor elevando tu estándar de coordinación. Con un poco de esfuerzo por tu parte para hacerte tuya la T. A., te será un recurso inestimable al que recurrir durante el embarazo y el trabajo de parto, y también el resto de tu vida.

Puedes contemplar este libro como si con él te embarcaras en un viaje. Dos cosas antes de ponerte a ello: al igual que un libro de viajes, esta obra no sustituye el viajar al lugar y vivir la experiencia en directo; y tu guía, por supuesto, será el profesor Alexander, el cual puede mostrarte el camino por terrenos poco familiares. La segunda es que utilices las fotografías —sobre todo las secuenciales—, no porque la T. A. se base en una serie de movimientos como los que muestran, sino para percibir la nueva calidad de movimiento que la Técnica te aporta.

Nota: Como podrás ver, no insistimos demasiado en mostrar posturas exageradamente «incorrectas». Nuestras dos modelos estaban en un avanzado estado de gestación y no quisimos que se arriesgaran a sufrir cualquier lesión. Nuria estaba embarazada de 38 semanas y no le pedimos que hiciera movimientos sobre la espalda (en las últimas semanas esto puede ser incómodo). Marta, quien muestra la mayoría de los movimientos, estaba embarazada de 26-32 semanas, y a ella sí la vemos realizando esos movimientos.

2

Primera etapa del embarazo

Cuando estás embarazada, adaptarte bien a todos los cambios –físicos y emocionales–, puede ser un auténtico reto. Y al mismo tiempo una se vuelve extremadamente sensible a sus necesidades, los achaques y dolores, por ejemplo, pueden ser un impulso inductor para poner en consideración cómo utilizar el cuerpo en las actividades cotidianas. Las mejoras que consigas ahora no sólo te llevarán a conseguir un estado idóneo para el parto, sino que además afectarán positivamente a tu bienestar el resto de tu vida.

Los nueves meses del embarazo se dividen de manera convencional en tres *trimestres*. En el primero te haces a la idea –y a la realidad– de estar embarazada, y si bien son pocas las señales externas, una se siente notablemente diferente: la transición a un nuevo equilibrio hormonal puede ocasionar náuseas matinales, sensibilidad en los senos, cansancio y malestar general. Durante el segundo trimestre, empiezas a notar los movimientos del bebé. La mayoría de las mujeres se sienten mejor en esta etapa, con más energía y una fuerza interior cada vez mayor; puedes tener la sensación de que el centro de la vida está en tu interior. Sin embargo, es posible que el último trimestre sea incómodo y agotador, casi una prueba de resistencia a medida que te acercas al nacimiento, unas veces con impaciencia y temor, y otras veces con euforia y entusiasmo.

La Técnica Alexander puede ayudarte a vivir y disfrutar del proceso de cambio, en vez de tener la mirada puesta en lo que está por venir. Antes

49

de hablar de lo que puedes hacer para mejorar el uso del cuerpo, vamos a repasar con detalle algunos de los cambios físicos que tienen lugar durante el embarazo.

Cambios que experimenta tu cuerpo durante el embarazo

El desarrollo del útero

Durante el embarazo el útero crece en tamaño y aumenta de peso; su peso total a término –contando el niño, la placenta y el líquido amniótico– llegará a ser entre 5 y 6 kilos. El peso que ganes puede ser dos o tres veces más, como mucho. El útero también cambia de posición en el cuerpo. Antes de la concepción, su extremo final (el punto opuesto al cuello del útero) está situado hacia delante y ligeramente inclinado hacia arriba. A medida que el bebé crece en tu interior, el útero se expande y rota hacia atrás, de modo que al final del embarazo su extremo final está apuntando casi totalmente hacia arriba (Ilust. 1 y 2).

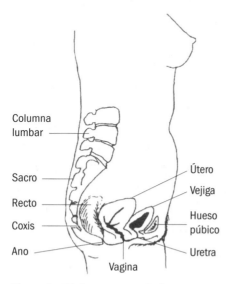

Ilust. 1. El útero antes de la concepción.

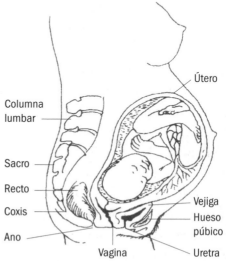

Ilust. 2. El útero al término de la concepción.

50

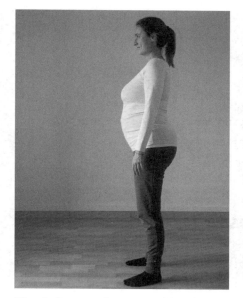
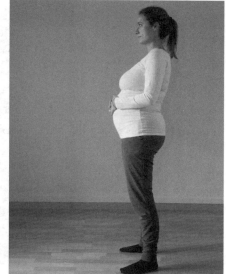

Fig. 1. Postura de pie equilibrada.   **Fig. 2.** Postura de pie errónea.

Utilizando bien tu cuerpo facilitarás que todo el proceso del embarazo transcurra sin trabas ni problemas. Así, por ejemplo, estando de pie, debes colocarte de manera que no haya tensión en tu cuerpo (Fig. 1). Pero hay pocas mujeres embarazadas que se adapten fácilmente a esos cambios. Más pronto que tarde se acentúa la lordosis: la mujer curva exageradamente la zona lumbar (parte inferior de la espalda) e inclina la parte superior de la pelvis hacia delante. Esto le da un aspecto como si estuviera inclinada hacia atrás (aunque ella cree que está «recta». Y, al mismo tiempo, el cuello queda hacia delante desalineado con el resto de la espalda, y las rodillas y caderas suelen quedar bloqueadas (*véase* Fig. 2). La excesiva tensión en la zona lumbar y el también excesivo estiramiento de los músculos abdominales suelen causar dolor de espalda y otras molestias.

Mayor flexibilidad

A medida que tu embarazo avanza, es posible que te sientas más ágil de lo normal debido al ablandamiento de los ligamentos que rodean las articulaciones. Ello se debe a la acción de las hormonas, sobre todo a la llamada *relaxina*, que facilitan el trabajo de parto y el nacimiento: el paso del bebé a través de la pelvis será más fácil. Sin embargo, la flexibilidad cada vez mayor de las articulaciones hace que éstas sean menos estables y proclives a las lesiones, lo cual se acentúa con el uso incorrecto del cuerpo. Si, por ejemplo, se adopta una postura de lordosis, las articulaciones de la zona lumbar pueden tener una movilidad excesiva, acentuado aún más la curvatura de la columna vertebral. Dado que se necesita un esfuerzo extra para mantener el equilibrio, las articulaciones de tobillos, rodillas y caderas soportan más tensión. A esto se debe que muchas embarazadas giren los tobillos y sufran también dolor de espalda.

¿Es inevitable el dolor de espalda?

Está muy extendida la idea de que el dolor de espalda es algo «normal» durante el embarazo, y, por lo general, se aconsejan una serie de ejercicios para aliviar el dolor. Sin embargo, en la mayoría de los casos el dolor de espalda está causado por el mal uso del cuerpo; realizar cualquier tipo de ejercicio físico sin tener un claro conocimiento del control primario puede llevar a reforzar el mal uso habitual y empeorar las cosas.

Algunos de esos ejercicios están, desde nuestro punto de vista, totalmente contraindicados, pues comprometen inevitablemente la relación cuello-cabeza-espalda. Lo mejor es evitar ejercicios repetitivos que requieran girar la cabeza e inclinar el cuello hacia delante y hacia atrás con respecto al resto de la columna, interfiriendo con el control primario. La misma advertencia puede aplicarse a los ejercicios repetitivos que requieren hacer una o más de las siguientes cosas:

- Doblar la cintura bloqueando las articulaciones de las piernas (para más detalles *véanse* las páginas 67 y 68.
- Encorvar o arquear la espalda, lo cual acorta y comprime la columna vertebral.
- Girar la espalda inclinándose hacia los lados, lo que puede deformar la columna.

Si bien estos ejercicios aumentan momentáneamente el flujo sanguíneo en la parte baja de la espalda y esto parece producir cierto alivio, a largo plazo pueden dañar los discos intervertebrales y otras articulaciones de la espalda.

Sin embargo, se pueden realizar una serie de movimientos de la columna sin hacerse daño con la postura del «mono» (*véase* la página 69), al mismo tiempo que una misma se va dando direcciones y permite que la espalda se alargue y se ensanche a la vez.

Algunas embarazadas, después de experimentar dolor de espalda, buscan ayuda en un profesor de la Técnica Alexander y consiguen un notable alivio. Pero la prevención es la mejor cura. Las mujeres que han asistido a clases de la Técnica Alexander son menos propensas a tener dolor de espalda cuando se quedan embarazadas.

> Seguramente, el mejor consejo que me dio mi profesor fue cómo mantenerme de pie, una pierna ligeramente avanzada respecto a la otra y las rodillas algo dobladas. Descubrí que de este modo conseguía equilibrar mi peso fácilmente y no caía en la tentación de arquear la espalda.

Varices

Durante el embarazo a veces aparecen varices, o empeoran. Esto suele atribuirse generalmente a dos causas. La primera es la progesterona, una hormona que se secreta en mayor cantidad durante el embarazo, que relaja los músculos en las venas e incrementa su tendencia a hincharse. La segunda causa es el crecimiento del feto, éste aumenta la presión en las venas de la pelvis y enlentece el retorno de la sangre de las piernas al corazón, y ello causa que aumente la presión en las venas de las piernas.

Una tercera causa, la cual raramente se menciona, es el mal uso del cuerpo, especialmente en el persistente bloqueo de las articulaciones de las piernas durante actividades cotidianas como estar de pie, caminar o subir escaleras, sentarse de una manera incorrecta o con las piernas cruzadas. Cuando se usan zapatos con tacones altos las cosas empeoran aún más: con el tiempo, los músculos de la parte posterior de las piernas (que están conectados con el talón de Aquiles) se acortan y se reduce la flexibilidad de los tobillos. Además, la parte inferior de la espalda se estresa más cuando la mujer se inclina. No deben utilizarse tacones altos durante un período largo de tiempo, aunque no se esté embarazada. Lo mejor durante el embarazo es no usarlos.

Si sufres de varices, puedes sentir alivio si durante el día elevas las piernas por encima del corazón. También es útil tumbarte en posición «semi-supina», como se describe en las págs. 81 y 82), apoyar las piernas en cojines colocados bajo ellas, desde los muslos a los pies. Deja que las piernas queden un poco giradas ligeramente hacia fuera, con las rodillas relajadas. Ten cuidado de no elevar demasiado las piernas o mantenerlas rectas: las rodillas tienden a bloquearse, se aumenta la presión en la zona de la cadera, y se obstaculiza la circulación sanguínea. Algunos de los movimientos mostrados en las páginas 94-100 pueden servirte de ayuda.

Si bien las hormonas pueden propiciar la aparición de varices, puedes evitar que aparezcan o empeoren con un mejor uso del cuerpo. Los cirujanos ortopédicos autores del libro *Body Mechanics* afirman:

> Hemos observado que las varices mejoran frecuentemente en casos en los que el único tratamiento es la corrección de la mecánica corporal.[1]

Otros problemas de salud

Otras muchas molestias que se experimentan generalmente durante el embarazo son las relacionadas con los cambios hormonales y el crecimiento del útero, si bien empeoran con el mal uso del cuerpo. Entre esas molestias se encuentran las hemorroides, el ardor de estómago, las varices vulvares, los dolores abdominales, las dificultades de respiración, los calambres y los edemas (retención de líquidos) en tobillos, piernas y manos.

A medida que mejoras el uso del cuerpo, mejora también el tono muscular y la circulación y sientes un alivio de ciertos síntomas. Más adelante, describiremos algunos movimientos que pueden también ayudarte.

---

1. J. E. Goldthwaite *et al. Body mechanics*, Lippincott, 1932, p.113.

¿Puede el mal uso del cuerpo afectar al feto?

Está demostrado que fumar durante el embarazo y seguir una dieta inadecuada afecta a largo plazo a la salud y el bienestar del niño.[2] Asimismo es posible que el mal uso del cuerpo produzca efectos adversos. Una mala coordinación interfiere en la relación entre los órganos abdominales, esto puede restringir el suministro sanguíneo y crear un entorno para el desarrollo del bebé por debajo del estándar óptimo.

El mal uso del cuerpo no detiene, obviamente, el crecimiento del feto en el útero —el desarrollo del feto se adapta enormemente a multitud de circunstancias y puede continuar incluso con obstáculos bastantes grandes—. No obstante, tiene sentido hacer todo lo posible para proteger la futura salud del bebé, y el hecho de mejorar tu cuerpo ayuda a ambos.

Estrés emocional

El embarazo puede dar lugar a profundos cambios emocionales, ¡la vida no volverá a ser la misma! Estos aspectos psicológicos del embarazo afectan al uso del cuerpo y a la vez éste te afecta a ti.[3]

Nuestra cultura infiere a muchos de nosotros una actitud ambigua con respecto al cuerpo. Las mujeres, en particular, suelen tener una imagen negativa de ellas mismas. Si no estás totalmente a gusto con tu cuerpo, los cambios que acaecen durante el embarazo pueden aumentar ese desequilibrio. Como futura madre, puedes tener diversas y contradictorias señales. Por un lado, te hacen cumplidos acerca de lo radiante que estás y te dicen que te debes sentir muy especial, y por otro, en una sociedad dominada por imágenes de delgadez, a muchas embarazas les resulta duro aceptar el aumento progresivo de su talla, se sienten desgarbadas y poco atractivas.

Es posible que te sientas más vulnerable de lo habitual: incluso los problemas más pequeños pueden angustiarte. Esa hipersensibilidad es bastante normal (puede incluso ayudarte a ser madre y a responder a las necesidades de tu bebé). Además, comprensiblemente, es posible que experimentes cierto miedo al parto.

---

2. D. J. P. Barker, «Fetal and infant origins of adult disease», *British Medical Journal*, 1992.
3. Véase J. Raphael-Left, *Psychological Processes of Childbearing*, Chapman-Hall, 1990.

Pero, si te dejas alterar demasiado, puede que entres en unas pautas difíciles de cambiar. Las tensiones físicas y mentales se refuerzan entre sí. Las hormonas como la adrenalina (catecolaminas) producidas bajo estrés, afectan a la respiración, la circulación sanguínea, la digestión y a otros sistemas corporales. Aprender a liberar tensiones y a mantener la calma mejorará tu salud y bienestar general, y también afectará positivamente al desarrollo de tu hijo.

En los últimos años, la excesiva interferencia tecnológica en el embarazo y el parto ha puesto en tela de juicio el parto natural. Si no sabemos hacer buen uso de nuestra mente y de nuestro cuerpo durante el embarazo y el trabajo de parto, es más que probable que la tecnología y los fármacos se apoderen de estos procesos. Lamentablemente, es lo que les ocurre a muchas mujeres que desean tener un parto natural. A fin de evitar ese tipo de interferencias, es necesario que nos reeduquemos: nuestras mentes y también nuestros cuerpos.

Decidí que necesitaba sentirme más segura, me inscribí en un curso de clases prenatales y también me uní a las clases de Técnica Alexander para embarazadas... esas clases me supusieron un gran cambio en la segunda fase de mi embarazo, y me sentí capaz de prepararme para el nacimiento. Pude liberarme de los miedos que experimenté en mi primer parto (que acabó en cesárea) y conseguí transformar los riesgos de que se repitiera esa actuación en un cierto contexto lógico. Sentí que mi confianza poco a poco volvía, y me di cuenta de que mi cuerpo no me iba a dar la espalda esta vez. Las clases de Técnica Alexander me hicieron comprender la importancia de mantener una postura y unos movimientos correctos, tanto en el trabajo de parto como en la vida en general, y siempre me sentí llena de energía y positivismo. Sería poco sincero por mi parte decir que no albergaba en los más profundo de mi mente dudas acerca de que mi expulsivo[4] no fuera a desarrollarse tal como estaba planeado, pero había llegado a un punto en el que podía encoger los hombros y decirme a mí misma que había hecho todo lo posible para prepararme bien y que ahora tenía que dejar que la naturaleza siguiera su curso.

---

4. Expulsivo se refiere al período del parto en que el bebé sale por el canal del parto. (*N. de las A.*)

Uso cotidiano del cuerpo durante el embarazo

A medida que progresa tu embarazo, los movimientos del día a día con los que la mayoría de la gente está familiarizada te dan qué pensar: subir a un coche, tomar en brazos a un bebé, subir escaleras, sentarte frente a un escritorio, todo ello se vuelve una prueba. A menos que repienses cada movimiento, te encontrarás con que cada vez funcionas peor, o puede que desarrolles nuevas maneras de compensar tu volumen y tu peso que pueden hacerte daño.

> Antes del nacimiento de mi primer hijo, fui a hacer gimnasia prenatal. Disfruté de ello, de conocer a otras mujeres, pues era nueva en el barrio y no conocía a nadie con niños. En la última etapa de mi embarazo, me ofendí un poco cuando un viejo amigo me dijo: «Caminas como un pato, igual que todas las embarazadas...». Nadie nos decía cómo debíamos comportarnos fuera de clase, a excepción de que debíamos practicar los ejercicios un poco cada día.

La Técnica Alexander puede ayudarte a hacer esta reevaluación. En las lecciones el profesor te guiará día a día en los movimientos básicos cotidianos, como sentarte, tumbarte, caminar, agacharte y estirarte. La repetición de esos movimientos, con una mejor coordinación, te ayudará a establecer nuevas pautas sobre el uso del cuerpo. Tu conciencia sensorial se irá incrementando gradualmente y aprenderás a introducir esas mejoras en tu vida diaria.

Es posible que cuando estés sola repares en el hecho de que otra vez vuelves a caer en tus viejos e incorrectos hábitos. Recuerda que cambiar lleva su tiempo y que los viejos hábitos son difíciles de erradicar para siempre. El hecho de que ahora empieces a *notar* tensiones o desplome significa que estás desembarazándote de ellos. No te apresures a «corregir» todo lo que esté mal. Observa tu postura en el espacio y date a ti misma las direcciones precisas.

A continuación hablaremos detalladamente de las actividades diarias.

Cómo estar sentado

Alexander afirmaba que la postura que mucha gente adopta al sentarse, derrumbarse sobre la silla, es la causa principal del mal funcionamiento del cuerpo y de la mala salud general. La mayoría de nosotros pasa mucho tiempo sentada, y durante el embarazo eso puede ser cada vez más incómodo.

A las mujeres occidentales se les dice desde edad temprana que deben sentarse con las rodillas juntas o con las piernas cruzadas. Esas posturas se consideran elegantes y femeninas (aunque hace no demasiado tiempo sentarse con las piernas cruzadas se consideraba impropio de una dama), pero crean una presión innecesaria en las piernas y en la parte baja de la espalda.

Cuando cruzas las piernas, el peso del cuerpo recae en un lado, hace que la pelvis del otro lado se eleve y gira la zona lumbar. Al mismo tiempo, el peso de la pierna que queda arriba constriñe las venas de ambas piernas y altera la circulación sanguínea, un factor que contribuye a la aparición de varices. Después de un tiempo, la pierna de abajo se entumece y te produce una sensación extraña. La mayoría de la gente reacciona cruzando las piernas hacia el otro lado.

El hábito de cruzar las piernas es relativamente fácil de romper. Cuando te descubras haciéndolo, di simplemente: «¡vaya, otra vez!», y descrúzalas. Pronto serás capaz de dejar de hacerlo, del mismo modo que empezaste a hacerlo. Tu nueva conciencia corporal será gradualmente un nuevo hábito.

Sentarse, en una lección

Buena parte de una de las lecciones de la Técnica Alexander está dedicada a sentarse en una silla. Sentarse está considerado una *actividad dinámica*, un movimiento o acción, y no una *postura estática*.

El profesor te da direcciones con las manos y te anima a pensar en actividad; te centrará tu peso sobre los huesos isquiones (huesos de la pelvis que quedan al final de las nalgas) y te ayudará a descubrir una posición erguida, de manera que no te quedes ni bloqueada ni demasiado rígida. Inclinándote suavemente hacia delante y hacia atrás hará que seas consciente de los huesos isquiones y de los movimientos libres de la parte superior de tu cuerpo, como un todo, por encima de las articulaciones de tus caderas.

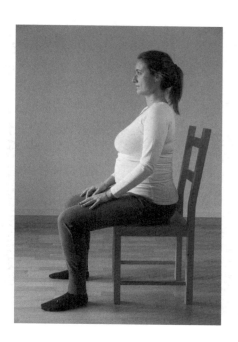

Fig. 3. Sentarse con facilidad.

Te recordará que mientras el peso de tu cuerpo descanse sobre la silla y mantengas los pies apoyados en el suelo, no tienes por qué tensar las piernas, dejando que las rodillas vayan hacia delante y ligeramente hacia fuera. Con el tiempo descubrirás que es más fácil sentarse sin tensión alguna (Fig. 3).

Sentarse a diario

Las sillas, por lo general, no están bien diseñadas para sentarse en ellas. Los asientos de los coches, por ejemplo, son notablemente precarios a la hora de aportar un buen soporte para la pelvis y la espalda. Es muy fácil deslizarse hacia abajo y causar presión en la espalda y el abdomen, por mucho que una quiera mantenerse «levantada». Eso se debe al mal diseño de la mayoría de los asientos de los coches.

El remedio está en usar un cojín de espuma en forma de cuña con un grosor apropiado (unos cuantos centímetros en el extremo más grueso) que llene el hueco; o colocar un pequeño cojín en la base del respaldo del asiento si el soporte de la pelvis no es adecuado; y aplanar las curvas de la mitad del respaldo del asiento con otro trozo de espuma (es menos fácil, pero vale la pena intentarlo). Cuando soluciones todo esto, verás cómo

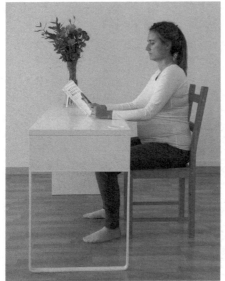 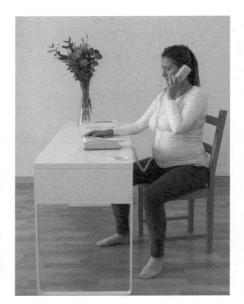

Fig. 4. Trabajar en un escritorio.　　**Fig. 5.** Cambiar de posición.

sentarte en el coche no es tan complicado, es una ocasión de oro para seguir las direcciones y llevar la espalda bien alargada y ensanchada.

Si trabajas sentada frente a un escritorio, deja que el torso quede inclinado ligeramente hacia delante, como una unidad, sobre las articulaciones de la cadera (Fig. 4). Puedes varias el ángulo en el que te sientas para evitar el cansancio. Cuando utilices el teléfono, aprovecha para cambiar la posición (Fig. 5). Levántate de vez en cuando y muévete. Lo mejor es no permanecer sentada más de una hora.

Si pasas sentada gran parte de tu jornada laboral, debes ajustar tu lugar de trabajo para evitar tensiones innecesarias.[5] Lo ideal es poder ajustar la altura y la inclinación del asiento. La altura de la silla debe ser aproximadamente un tercio de la tuya, y si utilizas una silla común, de comedor, busca un cojín de espuma que te permita inclinarte ligeramente hacia delante (unos cinco grados). Debes poder escribir cómodamente sobre una superficie que esté a la mitad de tu altura y que tenga una inclinación de unos

---

5. Véase J. Drake, *Body Know-How: A Practical Guide to the Use of The Alexander Technique in Everyday Life,* Thorsons, 1991, p. 133.

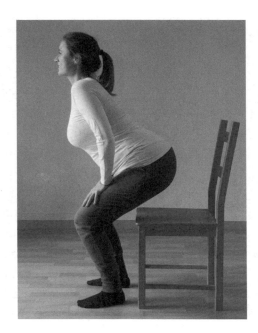

Fig. 6. Cómo NO levantarse de una silla.

quince grados. El teclado debe estar a una altura que te permita mantener el antebrazo paralelo al suelo, y la muñeca en una postura natural.

Levantarse

Levantarse y sentarse son los movimientos más frecuentes que realizamos los humanos en la vida cotidiana: un estadístico esmerado calculó que en un día, un adulto medio se levanta y se sienta un promedio de ¡doscientas veces!

Supongamos que estás sentada en una silla y decides levantarte. ¿Qué pasa en tu cuerpo al empezar a realizar ese movimiento? ¿Cuál es tu impulso inmediato? La intención es dejar la silla, conseguir el «fin» sin prestar atención al «medio», entonces es cuando te levantas como en la figura 6. El esfuerzo que ahí se hace es en vano. El movimiento empieza arqueando la parte baja de la espalda y sacando pecho, y así se contraen los músculos de la parte inferior de la espalda y empuja el cuerpo *hacia atrás* y *hacia abajo*, cuando lo que realmente necesita es ir *hacia delante* y *hacia arriba*. El peso del bebé empuja la barriga hacia abajo, y eso se compensa echando la cabeza hacia atrás y hacia abajo para levantarse. Este mal uso del cuerpo produce una presión innecesaria en los órganos internos y también en el esqueleto.

Cómo levantarse en una lección

Tu profesora te recordará cómo inhibir el deseo de conseguir un resultado inmediato. Te pedirá que consientas el movimiento sólo después y mientras te diriges tú misma. Entonces la cabeza puede liderar el movimiento, la espalda la sigue y todo el torso se inclina ligeramente, con las articulaciones de la cadera actuando de ejes. Mientras transfieres tu peso de los isquiones a las piernas, las rodillas se dirigen hacia delante y ligeramente hacia fuera, es decir, alineadas con los pies, y te levantas (Fig. 7). Mientras te levantas, fíjate en que tu línea de visión se mueva en ángulo recto a tu torso, de modo que no mires a un punto fijo.

Algunos profesores recomiendan que ocasionalmente, en vez de una silla, se utilice una pelota de gimnasia de unos 65 centímentros de diámetro. La ventaja de la pelota está en su elasticidad: puede ser una manera agradable de ser más consciente de la posición de la cadera, además de permitir que los pies estén más relajados. El suave balanceo te ayudará a examinar los movimientos de las articulaciones de los tobillos (Fig. 8).

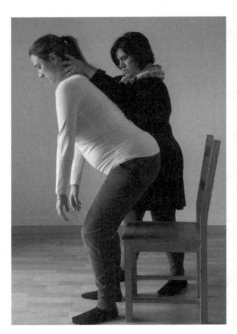

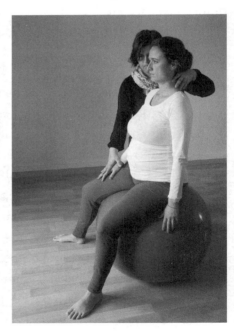

Fig. 7. La cabeza lidera el movimiento y el cuerpo la sigue.

Fig. 8. Sentarse sobre una pelota.

Cómo levantarse a diario

Si estás apoltronada en una silla y quieres levantarte, antes, coloca los glúteos en el borde de la silla. Durante los primeros meses del embarazo, utiliza las manos, colocadas en el respaldo de la silla, para echarte hacia delante. Asegúrate de no levantar los hombros. Pero, en los últimos tres meses, cuando el útero pesa bastante más, lo mejor es «caminar» sobre los huesos isquiones, llevando el peso de un lado a otro (con la cabeza guiando el movimiento, la espalda bien alargada y el torso ligeramente inclinado hacia delante sobre las articulaciones de la cadera) y avanzando cada vez por el lado que no lleva peso. Con unos pocos movimientos te situarás en el borde de la silla. Cuando llegues, lleva un pie hacia delante y, dándote direcciones a ti misma, permite que levantarse sea algo que suceda por sí solo (Figs. 9-11).

Sentarse

Si te sientas sin pensar, seguramente repetirás en el sentido inverso el mismo movimiento de tensión que haces al levantarte. Durante el embarazo, el miedo a caerse es mayor. El equilibrio puede ser tan inestable que la embarazada lo compensa poniendo rígido el cuerpo: mientras el trasero busca el asiento, los hombros se elevan, se saca la cabeza entre ellos y se arquea la parte inferior de la espalda.

Sentarse en una lección

Tu profesora te dará una sensación de seguridad y hará que pierdas el miedo a caerte hacia atrás. En primer lugar te guiará para que encuentres el equilibrio mientras aún estás de pie. Te indicará que permanezcas de pie con los pies y los hombros separados, después te pedirá que prestes atención no a la silla ni a la acción de sentarte, sino al movimiento en sí. Mientras te vas dando a ti misma las direcciones, te pedirá que dejes que las piernas se doblen debajo del cuerpo soltando las articulaciones de los tobillos, doblando las rodillas y dejando que las mismas vayan hacia delante y hacia fuera.

Si el profesor percibe que bloqueas la cadera, hará que te fijes bien en esa fracción de segundo en la que las rodillas se doblan y el torso se equilibra a sí mismo sobre la cadera. Las tres articulaciones de la pierna —tobillo,

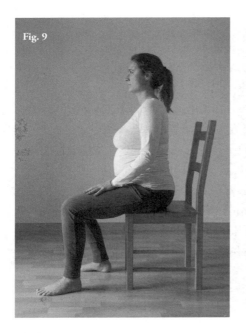

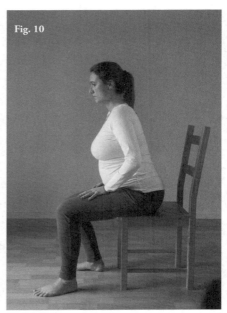

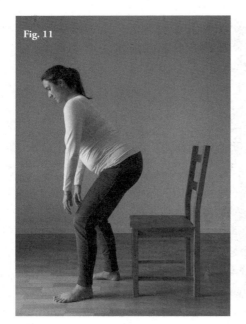

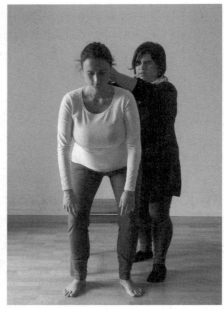

Figs. 9-11. Levantándose con direcciones.

Fig. 12. Guiado para sentarse, las piernas se doblan bajo el cuerpo.

rodilla y cadera– necesitan trabajar juntas (Fig. 12). Entonces te verás sentada en la silla que te estaba esperando: ¡como por arte de magia!

Sentarse a diario
Colócate delante de la silla tocándola con las pantorrillas, te dará más confianza. En la última etapa del embarazo te sentirás más segura si colocas una pierna frente a la silla y la otra ligeramente hacia atrás, tocando el borde de la silla.

Estar de pie

Estar de pie, por su propia naturaleza, es una postura inestable. Incluso aunque no estés embarazada, la parte frontal del cuerpo, al ser más pesada, te empuja hacia delante y hacia abajo; y necesitas buscar un equilibrio constante en los pies. La manera habitual de hacerlo crea estrés a la mayoría de las personas, que se desploman y después se tensan para mantenerse erectas. Una razón por la que esto sucede es que muchos de nosotros te-

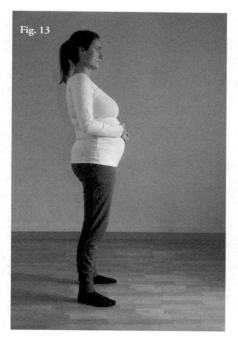
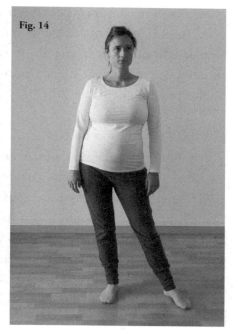

Figs. 13 y 14. Cómo NO estar de pie.

nemos un «mapa» incorrecto de nuestro cuerpo.[6] Creemos erróneamente, por ejemplo, que las piernas llegan hasta los *huesos* de la cadera, en vez de hacerlo a las *articulaciones* de la cadera (que están más abajo).

En el embarazo, el centro de gravedad pasa a estar más hacia delante. Así pues, la mala utilización del cuerpo empeora las cosas. La figura 13 nos muestra cómo el mal uso es en ocasiones más acentuado en las embarazadas. La cabeza está echada hacia atrás y el cuello queda adelantado. El pecho está hundido, la pelvis se inclina hacia delante, lo que aumenta la curvatura de la parte inferior de la espalda. Las articulaciones de la cadera, rodillas y tobillos están inmovilizadas y el peso recae en las almohadillas de los pies. Algunas mujeres están tan desequilibradas físicamente que necesitan agarrarse al suelo (o dentro de los zapatos) con los dedos de los pies. Todo esto implica un gran desperdicio de esfuerzo muscular.

En la figura 14 se muestra otro hábito erróneo y común estando de pie. Aquí el peso del cuerpo recae sobre una pierna que tiene las articulaciones bloqueadas. La pelvis se inclina y se hunde en las articulaciones de la cadera, causando un pronunciado giro en la parte inferior de la espalda. Este hábito es muy común, y puedes verlo en ti misma fácilmente. Pero, dado que produce malestar, enseguida querrás pasar el peso a la otra pierna. Es similar a lo que sucede cuando te sientas y doblas las piernas: el cuerpo protesta por el mal uso que le damos. Ahora es el momento de cambiar el hábito por completo.

Estar de pie en una lección

Tu profesora te guiará para estar de pie de manera que el peso del cuerpo quede uniformemente repartido entre toda la planta de los pies. Te pedirá que amplíes la base de apoyo separando los pies de manera que queden aproximadamente a la altura de las articulaciones de la cadera. Esta posición minimiza el esfuerzo de equilibrarse (Fig. 15). Mientras te va indicando, hará que prestes atención a los pies y a las articulaciones de las piernas, y te pedirá que relajes esas articulaciones, especialmente las de las rodillas. Con un mejor uso, podrás adaptarte más fácilmente a

---

6. B. Conable, *How to Learn the Alexander Technique,* Andover Road Press, 1990.

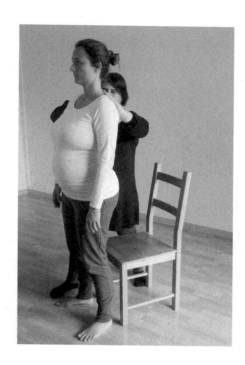

Fig. 15. El profesor guiando sobre cómo mejorar el equilibrio.

los rápidos cambios que experimenta tu cuerpo, especialmente los de las últimas etapas del embarazo (*véase* Fig. 1).

Al principio, cuando vayas probando el nuevo equilibrio, es posible que sientas como si fueras a caerte hacia delante. Comprobarás lo engañosa que es esa percepción mirándote en un espejo.

Estar de pie a diario

Si necesitas permanecer de pie bastante rato, te sentirás más cómoda si cambias la postura de vez en cuando adelantando ligeramente ahora un pie, luego el otro. Además, esto ayuda a la circulación sanguínea y a prevenir las varices.

Flexionarse

Flexionarse desde la cintura con las rodillas bloqueadas es ineficaz y dañino y oprime los órganos internos, y, claro está, al útero y al bebé. Eso no puede ser bueno ni para ti ni para tu hijo (Ilust. 3). Lamentablemente, en muchas clases y libros para embarazadas se recomiendan ejercicios en los

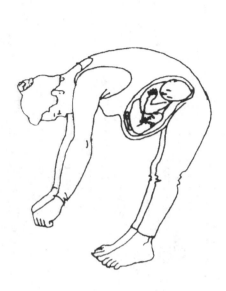

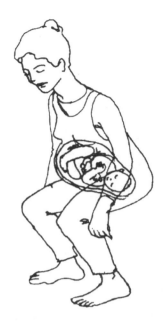

Ilust. 3. Manera incorrecta de inclinarse o flexionarse.

Ilust. 4. El «mono».

que las piernas quedan rectas y la inclinación se efectúa desde la cintura, y no desde las articulaciones de la cadera. La columna vertebral no cuenta con articulaciones bisagra, las pequeñas articulaciones que tiene entre las vértebras no están pensadas para actuar de palanca. Por esta razón, doblarse repetidamente desde la cintura puede dañar las vértebras y los discos cartilaginosos que hay entre ellas. Ese deterioro constituye la causa principal del dolor en la parte inferior de la espalda. Durante el embarazo, el riesgo de sufrir lesiones es aún mayor debido a los efectos de la hormona relaxina. Si no adoptas el hábito de usar bien las piernas, puedes encontrar cada vez más difícil flexionarte a medida que aumentes de peso.

Las articulaciones de palanca más importantes del cuerpo están en las piernas: la cadera, rodillas y los tobillos. Cuando al flexionarte usas las piernas por entero, de modo que cada articulación hace su papel en el movimiento, el cuerpo queda bien equilibrado en cada conexión y el esfuerzo muscular se distribuye uniformemente. La espalda no necesita doblarse, por lo que no se produce ninguna presión en los órganos internos[7] (Ilust. 4). Esto es lo que Alexander llamaba «posición de ventaja mecánica», y que ha llegado a conocerse como *el mono*.

El mono

Se empieza de pie, con los pies separados y los dedos señalando un poco hacia fuera. A la vez que tú misma te animas a darte direcciones, el profesor te irá guiando para que liberes las rodillas, hacia delante y hacia fuera, de manera que no se retraigan, sino que queden flexionadas sobre los dedos de los pies (Fig. 16). Después, con tu aprobación, inclinará suavemente tu torso hacia delante, sobre las articulaciones de la cadera. Se trata de una flexión dinámica en la que la cabeza lidera el movimiento y la espalda se alarga y se ensancha, mientras que las rodillas requieren un poco más de flexión. Te recordará que no tenses los músculos de las nalgas. Los brazos deben colgar libremente, y el profesor cuidará de que los hombros queden bajos y redondeados mientras sigues ampliando la espalda y respirando libremente (Fig. 17).

Cuando adquieras más experiencia te resultará más fácil hacerlo de manera continuada. El grado de flexión de las rodillas, así como el de inclinación del torso, varía según lo que necesites hacer. Puedes usar la posición del mono, por ejemplo, para abrocharte los zapatos (Fig. 18).

El mono es una posición muy útil en la vida cotidiana, y especialmente inestimable durante el parto, en el que puede constituir la base de toda una serie de movimientos; por otra parte, es también una buena preparación para colocarse de cuclillas, de lo cual hablaremos detalladamente más adelante.

Balanceo en estocada

Éste es otro movimiento de flexión que implica un acusado cambio del peso hacia delante o hacia atrás. Evita encorvarse y puede utilizarse en muchas actividades cotidianas, como arrastrar un mueble, un carrito, el cochecito o la sillita de un niño; barrer, planchar, agacharse para usar el horno; cargar y descargar un coche; abrir o cerrar una puerta.

Tu profesora te indicará el alcance de este movimiento. Una vez más, se inicia estando de pie y con los pies separados a la altura de la cadera

---

7. Para más detalles véase D. Gorman, *The body Moveable*, Vol. 3, 1981, p. 168-69.

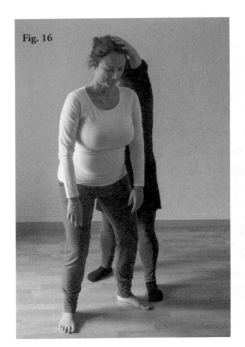
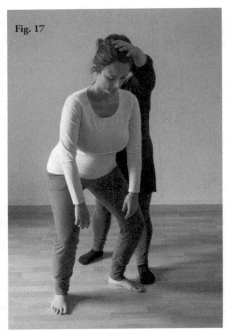

Figs. 16 y 17. Recibiendo orientaciones para realizar el mono.

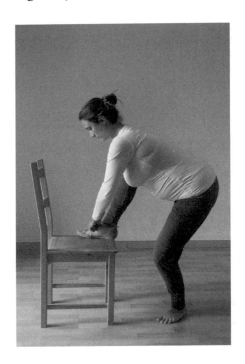

Fig. 18. Usando el mono para abrocharse los zapatos.

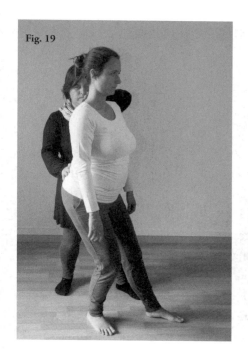

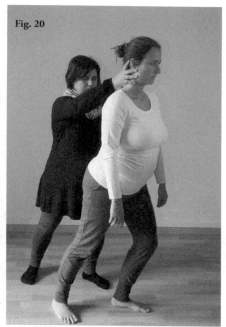

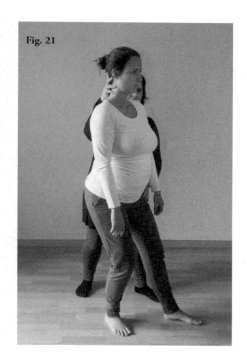

Figs. 19-21. Orientación para la estocada.

aproximadamente. Te dirá que lleves el peso al pie derecho, por ejemplo, mientras dejas las rodillas ligeramente flexionadas. Después te irá guiando para que gires todo el cuerpo hacia la izquierda, a unos 30 grados, con la cabeza adelantada y la pierna derecha como eje principal; al mismo tiempo estirarás la pierna izquierda doblando ligeramente esa rodilla, y darás un paso pequeño en la dirección en la que te has dirigido (Fig. 19).

Después, en un movimiento continuo, cambiarás el peso hacia la pierna izquierda y dejarás que la rodilla se doble. El profesor te pedirá que no contraigas los dedos del pie y que dejes que el peso se distribuya uniformemente por toda la planta. El pie derecho se queda atrás, con el talón bien apoyado en el suelo y los brazos colgando libremente (Fig. 20).

Te guiará para que coloques la espalda en la posición inicial, y después más atrás, de modo que flexiones la rodilla derecha, y la pierna asuma casi todo el peso del cuerpo (Fig. 21); después, hacia delante y hacia tras varias veces, acabando con la posición inicial. En cada etapa, el profesor te recordará que renueves el alargamiento de la espalda. A continuación, el movimiento se repite hacia el otro lado.

Cómo usar los brazos

Otro error muy generalizado sobre nuestro «mapa corporal» es que el hombro es una parte del brazo, con lo cual solemos levantar innecesariamente los hombros cada vez que movemos los brazos.

Antes hemos hablado de cómo el «reflejo de sobresalto» produce tensión en hombros y cuello, un reflejo que se activa en muchos momentos del día en respuesta a estímulos inesperados. El problema es que nos olvidamos de liberar la tensión y seguimos en posición de «sobresalto» mucho después de que el estímulo haya desaparecido. Esto es fácil de observar cuando conduces, especialmente si vas con prisas o estás cansada: fíjate en toda la tensión que acumulas en el cuello y en los hombros y en la manera en que coges el volante. En vez de enfadarte porque el semáforo está en rojo, contempla la situación como una oportunidad de liberar cualquier tensión mientras esperas que cambie de color.

Durante el embarazo, es especialmente importante liberar la tensión de los brazos y hombros. Algunas embarazadas experimentan cierta rigidez

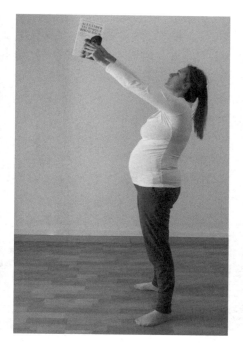 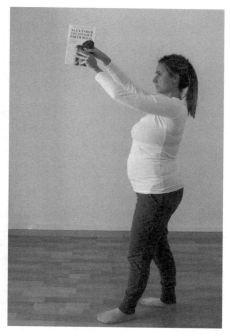

Fig. 22. Manera errónea de levantar los brazos.

Fig. 23. Aquí la espalda se alarga y se ensancha al levantar los brazos.

o debilidad en los brazos y manos, a menudo por la mañana, después de caminar. Esto puede deberse a una acumulación de líquidos (edema), pero también a la presión que el peso del cuerpo ejerce sobre el brazo tras dormir en una postura un tanto forzada.

Cuando los brazos se utilizan bien, los hombros están relajados, alejado uno del otro, y la espalda alargada y ensanchada; los hombros quedan separados de la espalda y las manos son las que guían el movimiento.

Una lección sobre cómo trabajar con los brazos puede ser muy agradable. El profesor «jugará» con tu brazo: te pedirá que te des las direcciones precisas mientras él te moverá el brazo de varias maneras. Gradualmente, irás adquiriendo una nueva conciencia y comprensión de las articulaciones de los brazos y aprenderás a mesurar con mayor precisión el esfuerzo que necesitas para usarlos. Con el tiempo, podrás aplicar ese conocimiento en tus movimientos cotidianos. Fíjate en la diferencia entre las figuras 22 y 23. En la figura 22 el hombro se ha elevado innecesariamente con el brazo,

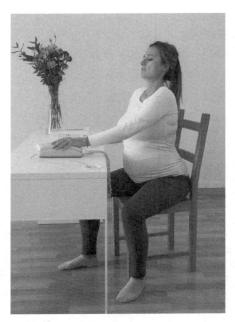

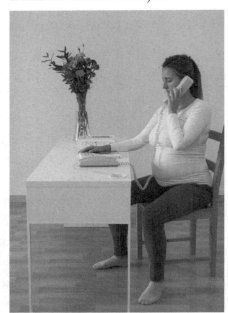

Fig. 24. Alcanzar un objeto con facilidad.

Fig. 25. La cabeza se echa hacia atrás al intentar alcanzar el objeto.

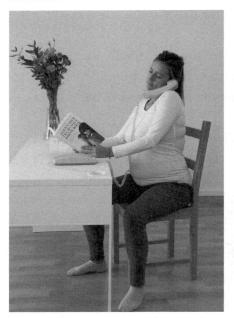

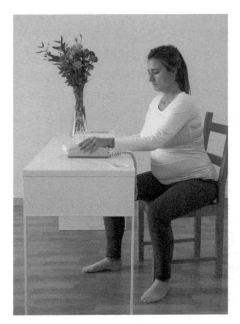

Fig. 26. Manera errónea de usar el teléfono.

Fig. 27. Manera correcta de usar el teléfono.

y la rigidez del hombro se compensa con un excesivo arqueamiento de la parte inferior de la espalda, llevando la cabeza hacia atrás y hacia abajo y bloqueando las articulaciones de las piernas. Observa en la figura 23 una mejor coordinación global.

La figura 24 muestra otro movimiento cotidiano del brazo. Observa la ligereza y facilidad con la que el brazo se mueve para alcanzar el teléfono y levantar el auricular, y compáralo con el sobreesfuerzo y la tensión del movimiento de la figura 25. Mientras estás sosteniendo el teléfono, contempla la diferencia que existe entre las figuras 26 y la 27.

En la vida diaria, solemos apoyarnos en los brazos y dejamos caer el peso sobre los codos, los dedos o los nudillos de las manos. A medida que aumentas de peso, es posible que te descubras haciendo esto con más frecuencia que antes, y creando una innecesaria presión sobre las articulaciones de manos y hombros, y tensión en hombros y cuello. En vez de ello, usa *toda* la palma de la mano para sostener tu peso (Fig. 43).

El buen uso de los brazos y las manos ayuda a prevenir el síndrome del «túnel carpiano», una dolencia mayor entre las embarazadas que entre el resto de la población. Este síndrome puede producir adormecimiento y dolor en la mano, la muñeca y el antebrazo.

Cómo levantar y cargar peso

Ahora que ya hemos visto maneras de flexionarnos, veremos algunas instrucciones básicas para levantar peso. Estas instrucciones son muy recomendables para las embarazadas, sobre todo cuando necesitan agacharse. Sin embargo, son insuficientes por sí mismas: lo importante no es lo que haces, sino cómo lo haces. Si te das las direcciones precisas —acuérdate de no echar la cabeza hacia atrás y hacia abajo cuando te levantas, sino alargar la espalda—, evitarás el uso incorrecto del cuerpo y su efecto dañino.

- Antes de levantar un objeto, asegúrate de situarte cerca de él, directamente enfrente, y no de lado, para evitar tener que girar la columna.
- Primero haz la estocada, después dobla más las rodillas; deja que las piernas te aporten una base potente y flexible, de ese modo no sufrirán los brazos, los hombros y la parte inferior de la espalda.

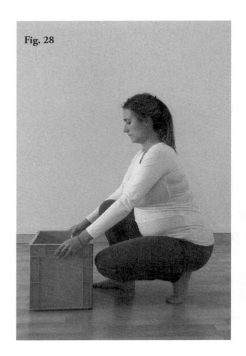

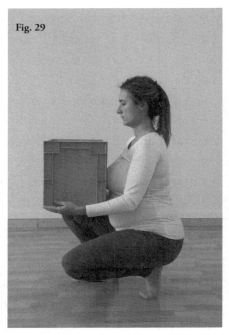

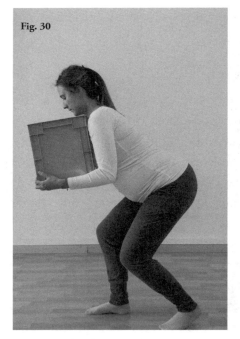

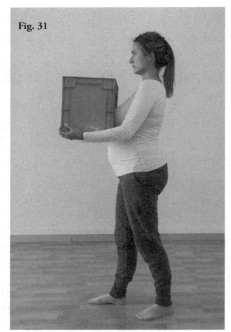

Figs. 28-31. Cargar una caja en varias etapas.

- Sujeta el objeto colocando las manos bajo él a fin de conseguir una buena palanca.
- Sea cual sea el peso del objeto, relaja los brazos y los hombros tanto como puedas y alarga la espalda cuando lo levantes, en vez de acortarla y contraerla.
- Carga el objeto lo más cerca posible del cuerpo.
- Si el objeto es pesado o voluminoso, levántalo en varias etapas (Figs. 28-31).

A veces el objeto que deseas cargar no está en el suelo sino sobre un mueble bajo. Es tentador doblar la espalda en vez de las rodillas, pero eso produciría una mayor tensión. Siempre que necesites doblarte del todo (Fig. 32), intenta plantearte el movimiento con el mismo cuidado y atención que al levantar algo difícil. Los buenos hábitos también te servirán para movimientos más difíciles.

Caminar

Se considera, con toda razón, que caminar es un buen ejercicio para las embarazadas. El problema es que cuando salimos a pasear llevamos con nosotros los malos hábitos. Las mujeres que están de pie de manera incorrecta caminan de manera incorrecta. Al pasar el peso del cuerpo de un pie a otro, suelen hundir demasiado la pierna que recibe el peso y cerrar las articulaciones, lo que causa una presión y tensión excesiva. Por otra parte, acostumbran a mover los hombros de lado a lado, lo que causa un giro indeseable en la columna.

A medida que vayas conociendo la Técnica Alexander irá mejorando tu forma de caminar. Cuando los músculos del cuello están relajados, con la cabeza bien situada y liderando el movimiento, hay un alargamiento hacia arriba que contrarresta la fuerza de gravedad y te aporta una sensación de liviandad. El torso permanece centrado; los brazos cuelgan libremente desde las articulaciones de los hombros y oscilan ligeramente con el movimiento. En las figuras 33-35 puedes comprobarlo. Cuando Marta lleva su peso a la pierna derecha, la cabeza dirige el movimiento y la espalda se alarga. Observa de qué manera cuando el peso total se equilibra en el

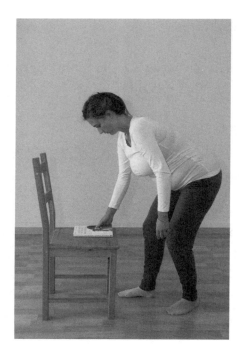

Fig. 32. Estocada para levantar un objeto.

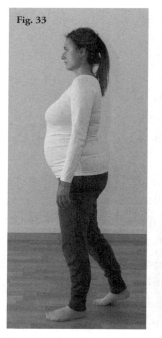
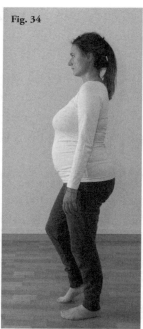
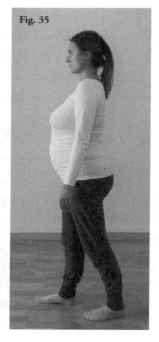

Figs. 33-35. Caminar sin tensiones.

pie derecho, la rodilla derecha permanece ligeramente flexionada. El pie izquierdo se «despega» del suelo, el talón en primer lugar; y cuando la cabeza, el cuello y el torso se mueven hacia delante (y hacia arriba) eleva la rodilla izquierda para echar el pie hacia delante, listo para el paso siguiente. Los brazos acompañan el movimiento sin que haya oscilación de hombros.

¡Cuando salgas a andar recuerda llevar contigo las direcciones de la Técnica Alexander! Y, antes de continuar, es bueno que de vez en cuando hagas una pausa y liberes cualquier tensión que se pueda producir.

Subir y bajar escaleras

La imagen de una embarazada subiendo una escalera puede dar cierta pena, pues ese movimiento parece más agotador de lo necesario. Cuando pasa el peso de una pierna a otra, ejerce presión sobre la barandilla, echa la cabeza hacia atrás y hunde las articulaciones de la pierna que recibe el peso; después, bloquea la rodilla de esa pierna y la echa hacia atrás mientras tira de ella misma hacia arriba y coloca el otro pie.

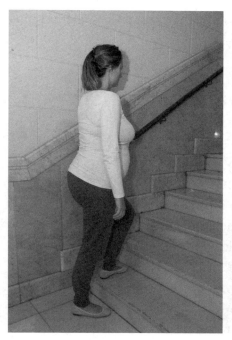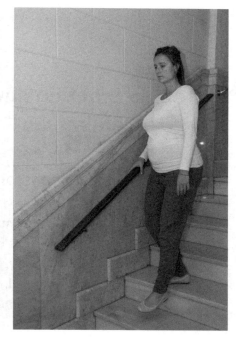

Fig. 36. Subir escaleras.　　**Fig. 37.** Bajar escaleras.

Está claro que subir una escalera requiere más esfuerzo que caminar en llano, normalmente, pero las pautas generales son parecidas. No es necesario ejercer presión sobre la barandilla; se utiliza para tener estabilidad, permitiendo que los largos músculos de las piernas lleven a cabo el trabajo para el que están preparados, la cabeza dirige el movimiento (Fig. 36). Todo el cuerpo mantiene el equilibrio.

Al bajar una escalera, mantendrás más fácilmente el equilibrio y será más seguro si, en vez de alinearte directamente hacia abajo, te colocas en un ángulo de 45 grados aproximadamente con respecto a la barandilla (Fig. 37).

Al bajar y subir escaleras, el movimiento tiene que ser continuo y fluido, y no entrecortado, y la cabeza debe moverse en línea recta, y no en zigzag.

Acostarse

Acostarse en posición «semisupina» con dos o tres libros de tapa blanda debajo de la cabeza está ya tan asociado a la Técnica Alexander que se conoce como «posición Alexander para acostarse». Una parte importante de una lección se realiza en esta posición sobre una mesa o una camilla siguiendo las anteriores direcciones, se aconseja tumbarse en esa posición semisupina unos veinte minutos al día.

El trabajo práctico durante la primera etapa del embarazo

¿Relajarse o liberar tensiones?

«Relajación» es la palabra de moda en todos los libros sobre el embarazo y el parto, y también en las clases prenatales. Lamentablemente, la mayoría de la gente cree que la relajación es dejarse ir de manera pasiva, algo que obviamente no es lo que se requiere en el trabajo de parto. Entregarse simplemente a la fuerza de gravedad, ya sea en movimiento o en descanso, no lleva a la relajación, sino al desplome de aquellas partes del cuerpo que paradójicamente llegan a estar muy tensas para evitar el colapso total. Con los años, muchos de nosotros hemos adquirido malos hábitos con respecto al uso del cuerpo. Por consiguiente, cuando a la gente se le pide –sin ayuda de un experto– que adopte una «postura cómoda» elegirá casi siempre una posición que en principio le hará sentir cómodo, pero que seguramente se ajusta a sus hábitos generadores de tensión. Aquí es donde resulta imprescindible la ayuda de un profesor de la Técnica Alexander para descubrir la liberación dinámica que evita la tensión y el colapso muscular.

Además de las clases, necesitarás dedicar una media hora al día para realizar *relajación dinámica*, así como una práctica especial para aplicar la T. A. a la actividad y el movimiento. Para hacer esta tarea no necesitas ser atlético, todo el mundo puede aprender a mejorar su coordinación. Lo más importante es practicar de manera regular.

La posición semisupina

Una manera excelente de aprender a liberar tensiones es tumbarse en el suelo en posición *semisupina*, con las rodillas dobladas y hacia arriba y la cabeza sobre un soporte bajo (*véase* Fig. 45). El cuerpo necesita permanecer en esta posición unos veinte minutos para recuperarse del estrés normal diario. Una de las ventajas de esta posición es que permite que los discos intervertebrales se expandan y que las grandes articulaciones del cuerpo se separen, lo que hace que haya más espacio en las articulaciones y menos presión. Por otra parte, cuando estás tumbada en posición semisupina hay también menos presión en los órganos internos, útero incluido.

En la última etapa del embarazo, tumbarse de espaldas puede resultar incómodo, pues el peso del bebé, y del útero, ejerce presión en los grandes vasos sanguíneos de la zona lumbar. Para esta etapa, es mejor optar por otras posiciones (*véanse* las págs. 124-127).

Trabajar sobre el suelo del modo que mostraremos puede ser muy beneficioso para conseguir un auténtico descanso corporal y mental, vital para resolver el estrés físico y mental que acompaña al embarazo. Además, estimula la relajación dinámica y profunda.

Puede que tu primera impresión será que las direcciones son algo pesadas, complicadas y difíciles de seguir, sin embargo, después de seguir las lecciones y recibir los consejos del profesor, descubrirás que si lees las instrucciones cuidadosamente podrás seguirlas sin dificultad. Para que te sea más fácil, puedes pedirle a tu pareja o a un amigo que te las leas mientras tú las ejecutas: es una buena idea para involucrar a tu pareja o a un amigo en las preparaciones para el nacimiento. Otra alternativa es grabar las direcciones y oírlas nuevamente tú sola. No tengas prisa, si es necesario, repite la frase o el fragmento que necesites. Tus movimientos deben ser suaves y continuos. Intenta evitar los cambios bruscos y no aguantes la respiración. Acuérdate de «pensar activamente».

Dispón en el suelo de una superficie despejada, preferiblemente alfombrada o enmoquetada, en la que puedas tumbarte, girarte e ir a gatas sin obstáculos. Viste ropa cómoda, como un chándal, por ejemplo, quítate los zapatos y asegúrate de no pasar frío.

Pasar de estar de pie a estar tumbada

De estar de pie a estar de rodillas

De pie, mantén los pies un poco separados. Fíjate en que la cabeza esté bien equilibrada sobre los hombros. Mira frente a ti y gira suavemente la cabeza —de lado a lado, siguiendo el movimiento con la mirada—, para eliminar cualquier tensión alrededor de la cabeza y el cuello. Libera la mandíbula y la boca y espira suavemente el aire.

Estate atenta a los hombros, deja que estén sueltos y extendidos a ambos lados, recordando siempre liberar el cuello y dejar que la cabeza vaya hacia delante y hacia arriba. Deja que los brazos caigan a ambos lados del cuerpo, debajo de los hombros.

Comprueba que la espalda esté bien alargada entre el cuello y el coxis, y también de su amplitud, entre los brazos, de lado a lado. Ensancha el torso a lo ancho y a lo largo. Escucha tu respiración, que debe ser fluida y rítmica.

Lleva la atención a las piernas, desde la pelvis a los pies. Ablanda y desbloquea las articulaciones de las rodillas. Deja que los pies descansen sobre el suelo y que éste te soporte. El peso debe estar uniformemente repartido sobre las plantas de los pies. Dirige las rodillas ligeramente hacia fuera y hacia arriba, de modo que cada una de ellas quede a la altura de las almohadillas de los pies.

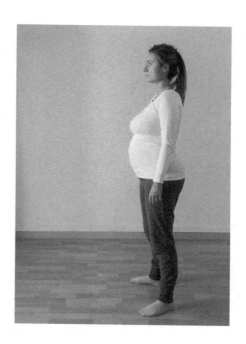

Fig. 38. De pie bien equilibrada.

Ahora dirige la atención en sentido ascendente por todo tu cuerpo, y colócate de nuevo (Fig. 38).

Para pasar de estar de pie a estar de rodillas, da un paso hacia delante –el pie izquierdo– y coloca la rodilla derecha en el suelo; ahora lleva la rodilla izquierda hacia abajo y hacia atrás de manera que quedes arrodillada (Figs. 39 y 40).

A gatas

Haz una pausa para refrescar las direcciones. Deja que la cadera quede hacia abajo y permite que la espalda se alargue, desciende hasta los talones y lleva hacia atrás el torso y la cadera (Fig. 41).

Con la cabeza liderando otra vez, inclínate hacia delante para quedar a gatas (observa que en este movimiento las articulaciones de la cadera y las rodillas son los ejes). Cuando estés apoyando el peso sobre manos y rodillas, asegúrate de que las manos quedan bajo los hombros y las rodillas, bajo las articulaciones de la cadera. Toca el suelo con toda la palma de la mano y los dedos: si doblas los dedos o los nudillos, estarás creando tensiones. No dobles los dedos de los pies, deja que todo el empeine quede

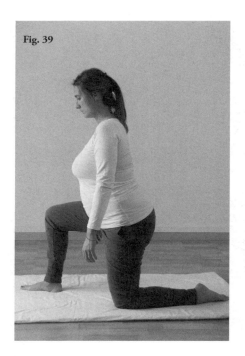
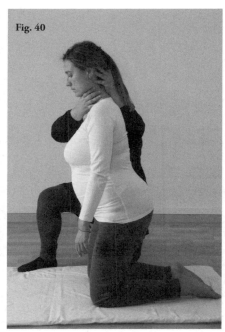
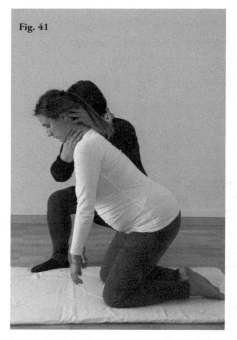
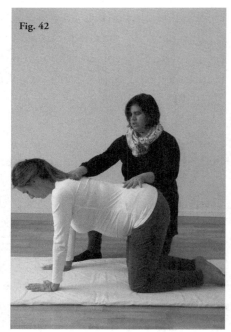

Figs. 39-42. Pasar de estar de rodillas a estar a gatas.

84

en contacto con el suelo. Asegúrate de tener el cuello libre de tensiones y la cara horizontal y paralela al suelo. No arquees la espalda, permite que ésta se alargue y se ensanche (Fig. 42).

Pasar de estar de rodillas a estar tumbada

Si te conviene, en las siguientes direcciones, puedes intercambiar «derecha» e «izquierda».

Estando de rodillas, inclínate hacia la derecha hasta acabar sentada sobre el lado derecho, con las piernas dobladas, la planta del pie derecho junto a la cara interior del muslo izquierdo y el pie izquierdo detrás de ti. En el movimiento de pasar de estar de rodillas a estar sentada, mantén el cuello libre y deja que la cabeza lidere el movimiento; permite que la espalda se alargue y se ensanche mientras se inclina hacia la derecha, sobre la articulación de la cadera. Puedes apoyarte sobre las manos, dejando que queden planas en el suelo y que avancen un poco. Haz una pausa para darte nuevas direcciones (Fig. 43).

Desde esta postura, sentada sobre el lado derecho, muévete con suavidad, con la cabeza liderando el movimiento, en la nueva posición: camina con las manos hasta quedar tumbada sobre el lado derecho, con la cabeza apoyada sobre el brazo derecho extendido; las rodillas están flexionadas, la izquierda, un poco más que la derecha. Haz una pausa y date nuevas direcciones (Fig. 44).

Ahora, prepárate para girar sobre la espalda. Antes de hacerlo, coloca dos o tres libros de tapa blanda bajo la cabeza (puedes pedírselo a tu pareja). Gira en primer lugar la cabeza, que liderará el movimiento, y luego gira todo el cuerpo sobre la espalda. (Quizá te sea más fácil tomar la rodilla izquierda con la mano izquierda y acercarla al pecho mientras te das la vuelta). Deja que los pies descansen sobre el suelo, sujetando las piernas. Fíjate bien en que los pies queden tan separados como los hombros, a unos 30 centímetros del cuerpo, y que las rodillas no estén ni caídas hacia los lados, ni juntos, sino señalando hacia arriba al techo (Fig. 45).

Los libros deben colocarse debajo de la cabeza, pero sin tocar el cuello. La altura de este apoyo varía en cada persona, y también puede variar según el momento para una misma persona. Ello depende de muchos fac-

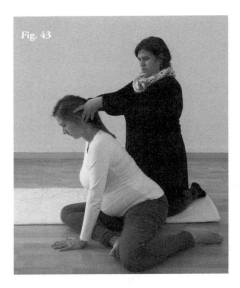

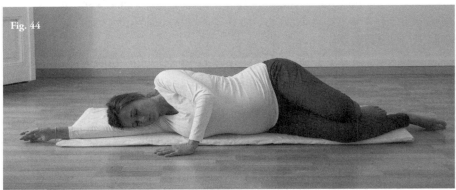

Figs. 43 y 44. De estar sentada en cuclillas a estar tumbada de lado.

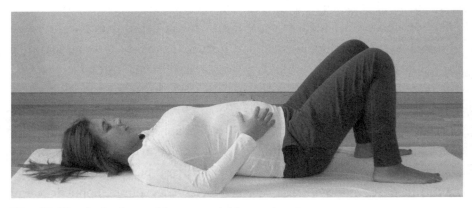

Fig. 45. Tumbada de espaldas en posición semisupina.

tores, como la longitud del cuello, el tamaño de la cabeza, la curva de la columna vertebral y el nivel de estrés. Si tienes poco soporte, la cabeza tendería a inclinarse hacia atrás (la barbilla quedaría más alta que la frente), y limitaría la soltura de los músculos de la nuca y de la espalda. Si la pila de libros es demasiado alta, la barbilla presionará la garganta y será incómodo. La altura óptima estaría entre esos dos extremos. Los brazos se colocan con los codos en el suelo, mientras que las palmas de las manos descansan suavemente sobre el diafragma o la parte baja del abdomen; las manos no deben sujetarse.

Tumbada

Ahora estás en lo que se llama *posición semisupina* (Fig. 45). Deja que tu cuerpo se apoye bien en el suelo y la cabeza sobre el libro o los libros.

Inhibición y direcciones: Ésta es una posición excelente para practicar darte las direcciones: «Dejo el cuello libre para que la cabeza quede libre entre los hombros; dejo que mi espalda se alargue y se ensanche, y dejo que las rodillas vayan hacia arriba ligeramente separadas».

A medida que permites que las direcciones tengan efecto, la columna se alargará y la espalda se ensanchará; notarás que la espalda, de manera natural, entra más en contacto con el suelo.

Relajar hombros y brazos: Percibe cómo descansan los omóplatos sobre el suelo y deja que éste los acoja. Permite que la parte frontal del cuerpo se ablande en torno a los hombros y el pecho. Deja caer los brazos desde los hombros, y que el suelo sostenga los brazos y codos.

Toma conciencia de los brazos, de hombros a codos, y deja que el cuerpo se ensanche desde el codo izquierdo al codo derecho. Toma ahora conciencia de la cabeza descansando sobre los libros, después, vuelve la atención a los codos observando el espacio que hay entre éstos y la cabeza.

Lleva la atención a las manos que descansan sobre el abdomen, y, sin mover los dedos, toma conciencia de cada dedo, uno a uno, y permite que se relajen. Dirige el pensamiento nuevamente desde las manos a los codos. Toma conciencia de la longitud de los antebrazos, y luego llévala a la cabeza, apoyada en los libros.

Relajar la espalda: Extiende la percepción de apoyo en el suelo a toda la espalda, desde los omóplatos y la parte superior de la espalda hasta el coxis. Toma conciencia de la amplitud de tu espalda: disfruta de lo sólido y amplio que es el apoyo del suelo al recibir toda tu espalda, tan larga y tan ancha.

Deja que la parte anterior de la pelvis se afloje y libera la parte inferior de la espalda. Piensa en toda tu espalda apoyada en el suelo. Viaja mentalmente por toda la amplitud de la espalda: hacia los hombros –deja una vez más que se aflojen–; después, hacia el cuello, deja que se suelte; hacia la cabeza, déjala descansar sobre los libros.

Equilibrar las piernas: Las rodillas deben dirigirse hacia el techo, lo que significa el relajamiento y alargamiento de los músculos de los muslos, de la cadera a la rodilla, y un efecto similar de los músculos de las pantorrillas, del tobillo a la rodilla. De este modo las piernas no quedan «rígidas» ni blandas, sino equilibradas.

Lleva la atención a las piernas y a los pies. Primero, atiende a los pies sobre el suelo, dando soporte a las piernas. Después, deja que el suelo sustente los pies. Relaja los dedos, déjalos bien estirados. Deja que las almohadillas de los pies se aflojen. Permite que los talones descansen en la solidez del suelo. Lleva la atención a los tobillos, y permite que se suelten. Desde ellos, lleva el pensamiento de las espinillas a las rodillas. Fíjate en que las rodillas señalen al techo y que reciban el apoyo de los pies en el suelo.

Ahora lleva la atención de las rodillas hasta los muslos y las articulaciones de la cadera, donde las piernas se articulan con la pelvis. Libera la tensión que hay acumulada en ese lugar. Recuerda que son los pies los que dan soporte a las rodillas, no intentes agarrar las rodillas desde la cadera.

Un momento de tranquilidad: Lenta y conscientemente recorre tu cuerpo hasta la cabeza. Comprueba que no hayas creado ninguna tensión alrededor del cuello. Date tiempo para permitir que la cabeza vuelva a ser sostenida por los libros.

Deja que la cara se afloje. Libera la tensión de detrás de los ojos. Permite que la frente se ensanche. Afloja los dientes, y deja que la lengua descanse en la parte baja de la boca. Nota las mandíbulas, ¿están tensas? Relájalas.

Nota cómo se mueve el abdomen bajo las manos, y también las costillas. Estos movimientos reflejan el ritmo respiratorio. Disfruta de las pautas del movimiento. No hagas ningún esfuerzo por expandirlo, deja que suceda tal cual.

Disfruta de la descongestión y de la liberación de los órganos internos, especialmente del útero.

Pensar en el bebé: Dedica un tiempo a pensar en tu bebé creciendo dentro de ti, en esa personita que está tan cerca de ti, que apenas conoces aún y que está compartiendo contigo esta extraordinaria aventura.

¿Qué imagen tienes de tu bebé? A algunas mujeres les gusta visualizar al bebé creciendo dentro de ellas. Hay libros con ilustraciones que muestran el desarrollo del bebé en el seno materno, contemplándolas puedes hacerte una idea de tu bebé.[8]

Tomarte ese tiempo puede ayudarte a sentirte más cerca de tu bebé, además puede contribuir a volver a aprender a confiar en tu propio cuerpo, en su capacidad de crear el mejor entorno posible para el desarrollo de tu bebé, y, cuando llegue el momento, traerlo al mundo.

Levantarse

Cuando llegue el momento de levantarte: ¡no corras! Muévete lenta y suavemente. Ahora invertirás los movimientos que hiciste antes para pasar de estar de pie a estar tumbada. Deja el cuello suelto y lleva la rodilla izquierda al pecho. Con la mano liderando, desliza el brazo derecho por el suelo, de modo que puedas girar la cabeza para que descanse sobre ella. Deja que el cuerpo siga a la cabeza y gire sobre un lado. Con la cabeza en primer lugar y el cuello relajado, sostente sobre la mano izquierda sin presionar hacia abajo ni tensar el hombro; deslízate para sentarte sobre el lado derecho y después ponte a gatas.

Una vez a gatas, siéntate sobre los talones (no es bueno quedarse mucho tiempo sentada sobre los talones, pues los pies reciben mucha presión. Si colocas un cojín entre las nalgas y los talones estarás mucho más cómoda). Quédate erguida sobre las rodillas; con la cabeza dirigiendo el movimiento,

---

8. Un buen ejemplo es L. Nilsson, *A Child is Born, Edn. Dell,* 1986.

lleva un pie hacia delante. Nota que el peso descansa sobre la rodilla flexionada. Para incorporarte, necesitas pasar el peso a la pierna adelantada. Haz una pausa, deja que el cuello se relaje, para permitir que la cabeza vaya hacia delante y hacia arriba, lejos de la rodilla flexionada y sobre la rodilla adelantada, permitiendo que la columna se alargue, verás cómo te pones de pie sin echar la cabeza hacia atrás.

Respirar

La respiración se ajusta automáticamente a los requerimientos físicos del cuerpo. Alexander señaló que no son necesarios los ejercicios de respiraciones profundas. No debemos interferir en una actividad tan espontánea, sino crear las condiciones para que ésta transcurra libremente. La respiración se ve también afectada por nuestro estado emocional, la ansiedad y el estrés, por ejemplo, están acompañados por una amplia gama de cambios psicológicos y tienen efectos inmediatos en ella.

A medida que el embarazo progresa, la respiración va cambiando gradualmente: el ritmo respiratorio puede ser ligeramente más superior, y cada soplo considerablemente más profundo. Como resultado de ello, gran parte del aire de nuestros pulmones se ve reemplazado minuto a minuto. Este cambio, que satisface la mayor cantidad de oxígeno que tú y tu bebé necesitáis, está impulsado por el alto nivel de la hormona progesterona. Es posible que notes que tu respiración es más entrecortada durante las actividades físicas.

A modo de experimento, prueba a hacer una respiración profunda. Seguramente has elevado la parte superior del pecho, has elevado los hombros y arqueado la espalda, y además es probable que hayas echado la cabeza hacia atrás y hacia abajo. (Puedes hacer esta prueba con tu pareja: pídele que respire profundamente y observa su cuerpo). Todo esto crea tensión y, paradójicamente, tiende a *reducir* la capacidad pulmonar. En cambio, si permites que la respiración suceda tal cual, inhibiendo el hábito de tomar aire enérgicamente, la parte inferior del torso se expandirá y los músculos abdominales se relajarán de manera natural; mientras que la parte superior del pecho apenas necesitará moverse. El Dr. Barlow, profesor de Alexander y especialista en fisioterapia, dice al respecto:

La exhalación, en el descanso, debe durar al menos el doble de la inspiración. Una vez has terminado de exhalar, sentirás los músculos del estómago ligeramente contraídos. Para llevar la próxima respiración a tu espalda primero tienes que relajar esa contracción del estómago. Muchos problemas respiratorios provienen de mantener demasiado tensos la parte superior del pecho y los músculos abdominales, incluso durante el reposo.[9]

Un buen momento para prestar atención a la respiración es durante la posición semisupina. Pero no hay que excederse en ello, pues si te concentras demasiado en la respiración puedes alterar su ritmo natural.

La «aaah» susurrada

Este procedimiento vocal preliminar, ideado por Alexander, se suele enseñar en las clases de la Técnica Alexander. Resulta ser una excelente preparación para el parto, ayuda con la respiración y muestra cómo vocalizar durante el trabajo de parto sin causarte daño. Puedes practicarlo por tu cuenta delante de un espejo, o con tu pareja, de pie o sentada, uno frente al otro.

Lo importante, como siempre, es la inhibición y la dirección. Detente y da direcciones a la relación de cuello, cabeza y espalda. Ahora piensa en una sonrisa, te ayudará a humedecer y relajar la boca. Deja que se abra la boca. Mucha gente cree erróneamente que la boca se abre moviendo las dos mandíbulas. En realidad sólo tenemos una mandíbula: la superior, que está sujeta al cráneo.

Al abrir la boca, el resto de la cabeza no debe irse hacia atrás. Si colocas los dedos índices en las articulaciones de la mandíbula, justo delante de los orificios de las orejas, podrás sentir el movimiento. No contengas la respiración.

La siguiente vez, antes de dejar que se abra la boca, echa ligeramente la mandíbula hacia delante (de modo que los dientes de abajo queden alineados con los de arriba, y no detrás de ellos). Ahora deja que la boca quede

---

9. W. Barlow, *The Alexander Principle*, Gollancz, 1990, p. 216.

totalmente abierta. Permite que la lengua descanse sobre la mandíbula inferior, con la punta cerca de la parte superior de los dientes de abajo. Con la boca abierta, inspira y espira varias veces por la nariz.

Ahora, espira suavemente por la boca y deja que la inhalación tenga lugar por la nariz. Notarás que después de haber expelido el aire y permitido a los músculos respiratorios que se relajen, el aire fluye en los pulmones por sí mismo, hay movimiento en la pared abdominal y en la parte inferior de la espalda, y las costillas se mueven libremente. No intentes forzar los músculos abdominales, esto solo estrecharía la espalda. Tan sólo percibe cómo se mueven. Cuando exhales el aire murmura: «aaaah», el sonido debe ser suave y «redondo», y la garganta no tiene que estar tensa.

Durante los tres o cuatro primeros meses de embarazo, no intentes hacer esto demasiadas veces. Además de aplicar la Técnica Alexander en tus actividades cotidianas, será suficiente con las tareas descritas hasta el momento. Evita los movimientos bruscos y no hagas sobreesfuerzos.

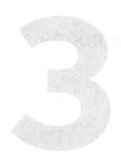

La última etapa del embarazo

Al iniciar el segundo trimestre del embarazo, entre la semana doce y la dieciséis, la mayoría de las mujeres empiezan a encontrarse mejor. Y, al mismo tiempo, los cambios físicos externos son más notorios.

Éste es un buen momento para empezar a practicar los movimientos más activos que se describen en este capítulo. Están pensados para ayudarte a enfrentarte con los cambios de tu cuerpo, especialmente con la distribución de tu peso, para fomentar tu buen uso y tu equilibrio. Además, algunos de esos movimientos empiezan a prepararte para el propio proceso del nacimiento.

No intentes hacer demasiado ni demasiado pronto. Recuerda inhibir y dar las direcciones a tu cuerpo antes y durante cada movimiento, prestando atención a la relación cuello-cabeza-espalda. Los movimientos deben ser fluidos, no mecánicos, si crees que estás realizando demasiado esfuerzo, o percibes que durante un movimiento la espalda se acorta o que el cuello o los hombros se te tensan, pide ayuda a tu profesor.

En este capítulo se describen varios grupos de movimientos, puedes variar la secuencia de ellos, tal vez eligiendo uno o dos de cada grupo. Lee bien las instrucciones y mira las ilustraciones para tener una perspectiva general. A continuación, imagínate haciendo los movimientos. Después, puedes pedir a tu pareja que te lea los pasos mientras tú los sigues, o bien puedes grabarlos y luego escucharlos. Poco a poco, a medida que domines los movimientos, su ritmo interior te resultará totalmente lógico.

Movimientos desde la posición tumbada

Cuando tu profesor trabaje contigo mientras estás tumbada en posición semisupina, te aligerará las extremidades de una manera determinada. La mayoría de los movimientos de este grupo se basan en ellos y están pensados para crear una experiencia similar.

Durante el segundo trimestre, seguramente aún podrás ser capaz de tumbarte de espalda en posición semisupina sin sentir demasiadas molestias. Para acordarte de cómo adoptar la posición semisupina consulta las páginas 86-89. Si después de estar unos minutos en esta posición te sientes incómoda, gira suavemente el cuerpo hacia un lado y deja este grupo de movimientos. En su lugar, puedes realizar los movimientos que se describen en la página103 «Tumbada de lado».

Alargamiento de las piernas

Este movimiento y su variante son especialmente útiles a la hora de aliviar la tensión de piernas y pies, y ayuda a prevenir calambres, varices y edemas.

1. Partiendo de la posición semisupina (*véase* Fig. 45), deja que una rodilla vaya hacia un lado, como resultado de esta acción sólo quedará en contacto con el suelo (Fig. 46) el lado exterior del pie (y no toda la planta).
2. Con un movimiento continuo, desliza el pie por el suelo (Fig. 47) hasta que la pierna quede estirada y descanse en el suelo (Fig. 48). Vuelve a redirigirte.
3. Ahora, lleva el talón lejos de ti y alarga la parte posterior de la pierna, con los dedos de los pies hacia tu cuerpo (Fig. 49). Libera la pierna. Repite esto varias veces. Comprueba que el cuello no esté tenso.
4. Revierte los movimientos en los pasos 1 y 2, vuelve a la posición semisupina.
5. Obsérvate, y dirígete de nuevo.

Repite la secuencia de 1 a 5 veces alternando las piernas.

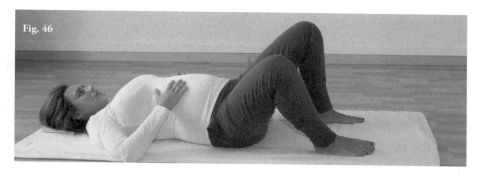

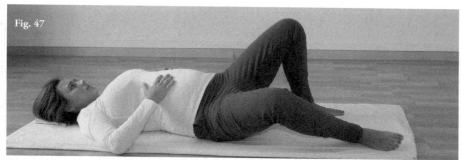

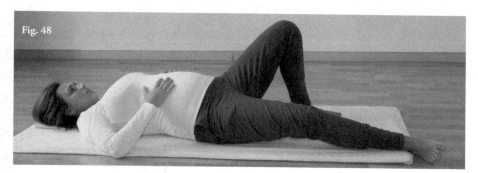

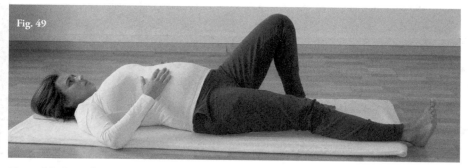

Figs. 46-49. Alargamiento de las piernas en el suelo.

Alargamiento de las piernas: variante

Empieza con el paso 1. Después:

2. Con un movimiento continuo, describe un arco con la rodilla; deja que primero baje hacia el suelo y luego llévala al cuerpo (Fig. 50).
3. Lleva el talón hacia delante y hacia arriba, extendiendo toda la pierna. (La pierna elevada forma con el suelo un ángulo de 45 grados aproximadamente, Fig. 51).

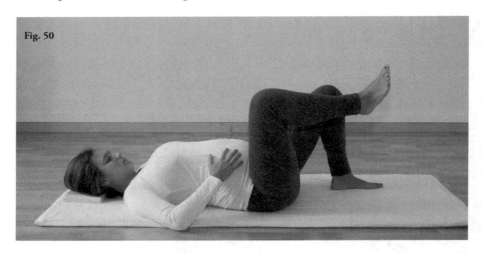

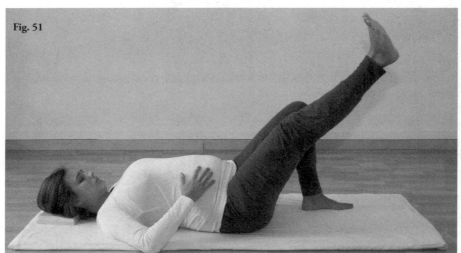

Figs. 50 y 51. Alargamiento de las piernas en el aire.

4. Revierte el movimiento en los pasos 3, 2 y 1 y vuelve a la posición semisupina.

Repite esta secuencia varias veces alternando las piernas.

Alargamiento de las piernas: trabajo con la pareja

Después de algo de práctica, verás que puedes dirigir y elevar más la pierna extendida, de modo que casi forme un ángulo recto con el suelo. Comprueba que la rodilla no se bloquee.

Puedes pedir a tu pareja que te ayude con este ejercicio. Se situará frente a ti con los pies cerca de tus nalgas. Podrás apoyar sobre su cuerpo las piernas estiradas, o bien puede sostener con las manos tus talones y llevarlos suavemente hacia arriba (Fig. 52).

Intenta «caminar» con las piernas por el cuerpo de tu pareja. Finalmente, ésta puede doblarte las piernas y volverte a la posición semisupina (Figs. 53 y 54).

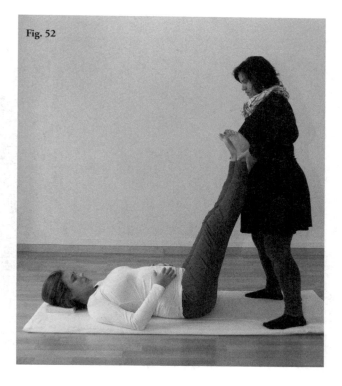

Fig. 52

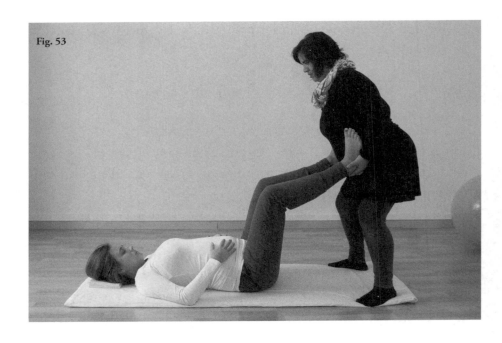

Fig. 53

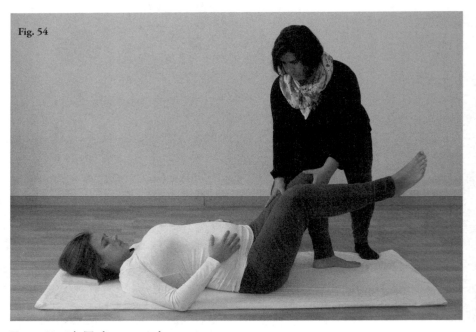

Fig. 54

Figs. 52-54. Trabajar con la pareja.

Balancearse

Este movimiento y sus variantes reducen la tensión en la parte inferior de la espalda.

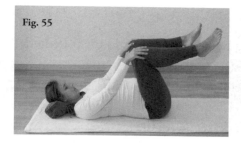

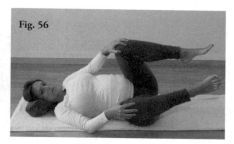

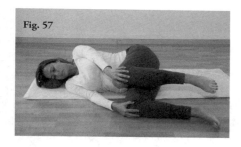

Figs. 55-57. Balancearse en el suelo.

1. Desde la posición semisupina, acerca ambas rodillas, primero una y luego la otra, al cuerpo; cada rodilla describe un arco continuo que te permite primero bajar de lado hacia el suelo y luego hacia tu cuerpo (Fig. 55).
2. Sujeta con ambas manos las rodillas, pero sin tirar de ellas. Luego, balancéate suavemente de lado a lado. Recuerda: la cabeza lidera el movimiento, y la columna sigue en orden (Figs. 56 y 57).
3. Gira de nuevo hasta la posición semisupina.
4. Obsérvate, redirígete.

Balanceo – Primera variante

Esta variación es la misma que la del movimiento básico pero en ella debes aumentar la amplitud de cada balanceo, de manera que cada vez acabes recostada sobre una lado, y luego sobre el otro (Fig. 58). Cuando vuelvas a estar de espaldas, deja que sea la cabeza la que lidere el movimiento, la espalda la seguirá y se alargará. (Te será más fácil si al rodar acercas la rodilla al pecho). De vez en cuando, descansa unos segundos sobre un lado (Fig. 59), o bien en posición semisupina.

Balanceo – Segunda variante

En esta variante, cuando gires hacia la derecha, aleja el talón izquierdo del cuerpo, estira la pierna y deja que la parte posterior de la pierna se alargue. La rodilla derecha permanece flexionada (Fig. 60). Cuando gires sobre la espalda, lleva la rodilla izquierda hacia el cuerpo (Fig. 61). Ahora gira hacia el lado izquierdo y cambia los papeles de las piernas (Fig. 62).

Puedes combinar el ejercicio y las dos variantes, alternando éstas y variando el ritmo.

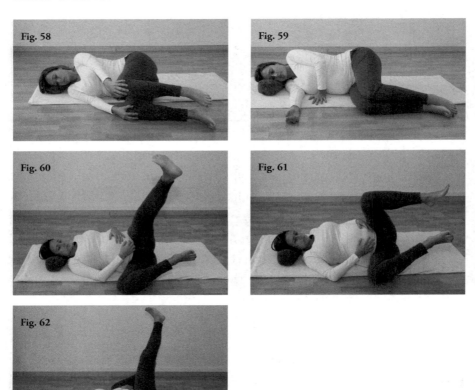

Figs. 58-62. Balanceo y estiramiento.

Ensanchar la parte superior de la espalda

Este movimiento y sus variantes contribuyen a liberar tensiones en brazos, hombros y parte superior de la espalda.

Empieza desde la posición semisupina con las manos descansando sobre el abdomen. A continuación, deja un brazo en el suelo, levanta una mano en un movimiento continuo y colócala sobre el suelo con la palma hacia arriba.

Haz lo mismo con la otra mano. Los brazos acaban descansando sobre el suelo haciendo una especie de W plana (Fig. 63).

Invierte el movimiento y vuelve a la posición semisupina. Obsérvate y redirígete de nuevo.

Ensanchar la parte superior de la espalda-variantes

a) Sincroniza el movimiento de manera que mientras una mano se mueve hacia fuera, la otra va hacia el abdomen.

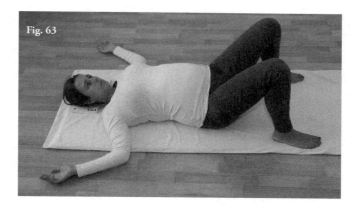

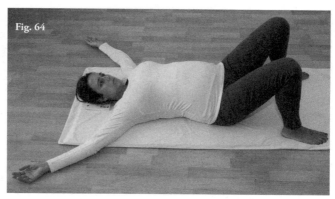

Figs. 63 y 64.
Ensanchar la espalda.

b) Cambia el ángulo entre la parte superior de los brazos y el tronco, de modo que en vez de acabar formando un W, los brazos acaben descansando en el suelo en forma de V plana. Recuerda liberar los hombros (Fig. 64).

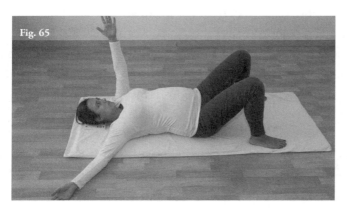

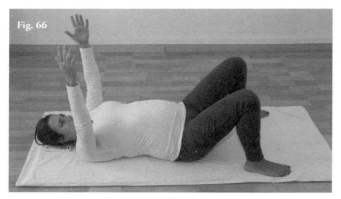

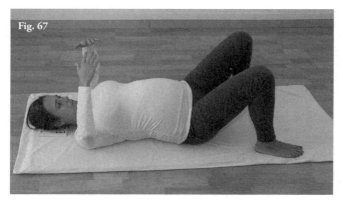

Figs. 65-67.
Balancear los brazos.

c) Desliza las manos y los brazos hasta que ambos brazos queden estirados hacia los lados a la altura de los hombros, con las palmas hacia arriba. Amplía la espalda, permitiendo que las manos se alarguen aún más. Con la parte superior de los brazos aún descansando en el suelo, eleva ambas manos y antebrazos hasta que los dedos señalen el techo. Bájalos con suavidad y colócalos otra vez sobre el abdomen.

d) Deja que los brazos descansen en el suelo en forma de U. Después, eleva un brazo del suelo, con la mano liderando el movimiento, hasta que los dedos señalen el techo. Todo el brazo estirado se balancea en el hombro. No eleves el omóplato del suelo (Fig. 65). Haz lo mismo con el otro brazo (Fig. 66). Flexiona los brazos y, con un movimiento continuo, lleva las manos de nuevo al abdomen (Fig. 67).

Puedes improvisar tus propias variantes. De vez en cuando, detente y dirígete. Asegúrate de que no acortas o estrechas la espalda.

Tumbada de lado

En la última etapa del embarazo, si encuentras incómoda la posición semisupina, puedes relajar brazos y piernas mientras estás tumbada de lado. La mayoría de los movimientos descritos hasta ahora pueden adaptarse fácilmente a esta posición (*Véanse*, por ejemplo, las Figs. 68-72).

Movimientos estando a gatas

Al principio, muchas mujeres encuentran extraño estar a gatas: no es una posición común en los adultos, pero es una excelente preparación para el parto. Si te acostumbras a ella ahora, descubrirás que es una de las posiciones más cómodas durante el trabajo de parto. Por otra parte, a medida que el bebé va creciendo dentro de ti, descubrirás que estar a gatas es una manera muy agradable de descargar de peso a la columna vertebral. Y como madre, obviamente, probablemente pasarás mucho tiempo en el suelo con tu hijo.

Ahora describiremos varios movimientos que se inician estando de rodillas. Observarás que algunos de ellos están basados en ideas similares a

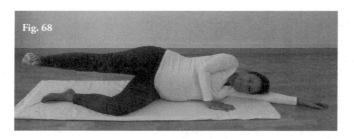

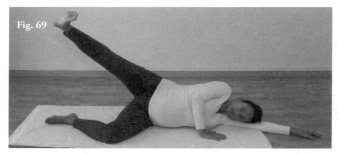

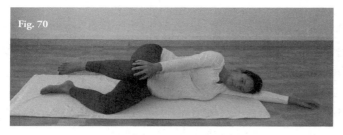

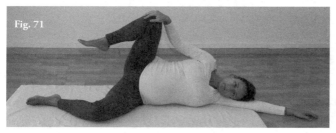

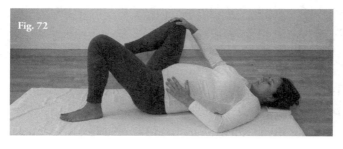

Figs. 68-72.
Tumbarse de lado,
alargamiento de
piernas.

los del primer grupo (posición tumbada). Sin embargo, el trabajo de la totalidad del cuerpo es bastante diferente, pues ahora se te orientará de modo distinto con respecto a la fuerza de gravedad.

Movimiento básico a partir de estar de rodillas

Ponte de rodillas tal como se describe en la página 82 (Figs. 73-76). Mece suavemente el torso hacia atrás y hacia delante incrementando gradualmente la amplitud del movimiento. En el punto más hacia delante, los

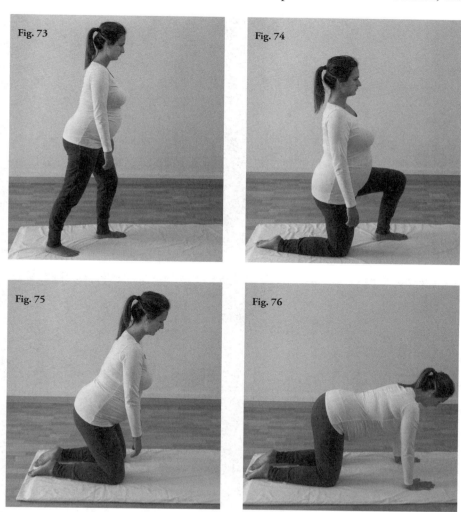

Figs. 73-76. De estar de pie a estar a gatas.

hombros deben estar justo enfrente de las manos (Fig. 77); en el punto más hacia atrás, las nalgas deben estar casi rozando los talones (Fig. 78). Cuando el torso vaya hacia atrás, deja que los brazos estén libres, pues no es necesario que soporten tu peso. Para acabar el movimiento, siéntate sobre los talones, haz una pausa y redirígete. Recuerda que no debes sentarte mucho rato sobre los talones, pues los pies recibirían una presión inadecuada. Si te colocas un cojín entre las nalgas y los talones, estarás bastante más cómoda.

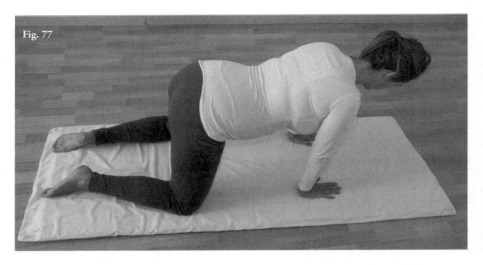

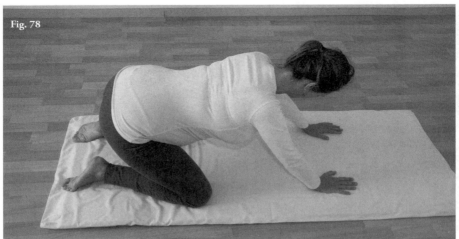

Figs. 77 y 78. Mover el torso hacia delante y hacia atrás.

Variaciones

Estas variaciones son una preparación para el gateo.
a) Cuando te mezas hacia delante, eleva ligeramente un brazo a la altura del hombro (Figs. 79 y 80). Después, bájalo. Alterna los brazos.
b) Gira una mano de modo que el dorso descanse en el suelo. Dibuja con él un «8» en el suelo, y permite que el torso siga el movimiento de la mano.
c) Meciendo ligeramente el cuerpo sobre ambas manos y una rodilla, lleva hacia atrás el talón del otro pie. Mientras te meces, deja que los codos se flexionen (Fig. 81). Libera el pie y lleva la rodilla de nuevo al suelo.

A gatas

Caroline Flint, en su libro *Sensitive Midwifery* «La obstetricia sensible», aconseja estar a gatas a partir de la semana treinta y seis como método para estimular al bebé a que cambie de posición en el vientre materno. Sin embargo, la autora señala que muchas mujeres ignoran este consejo porque creen que «ir a gatas es muy aburrido».[10] Nosotros creemos que puede ser bastante más agradable si se hace pensando en lo que se está haciendo y se sintoniza con el ritmo del movimiento.

Según nuestra experiencia, la posición de pies y manos en el suelo, a gatas, sobre todo realizada de la manera descrita, es beneficiosa para *todas* las embarazadas, independientemente de la posición en la que esté el bebé, pues se trata de una buena preparación física y mental para el proceso del parto.

La mejor manera de aprender a hacerlo es bajo la orientación de un profesor de la Técnica Alexander. Mientras se realizan los movimientos, es muy importante mantener una adecuada relación entre el cuello, la cabeza y la espalda, así como un tono muscular apropiado.

1. Empieza de rodillas.
2. Con la cabeza liderando el movimiento, da un pequeño paso hacia

---

10. Caroline Flint, *Sensitive Midwifery,* Heinemann Midwifery, 1986, p. 39f.

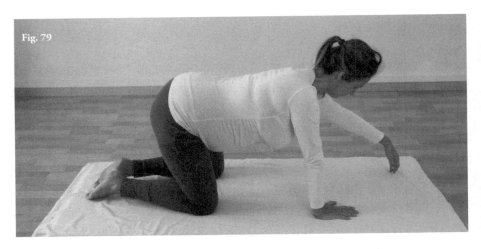

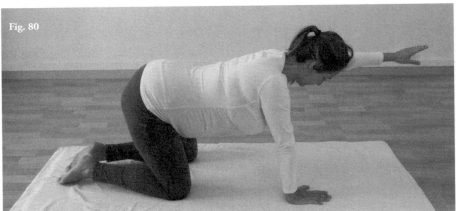

Figs. 79 y 80. Eleva un brazo mientras estás a gatas.

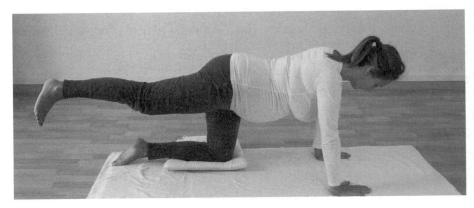

Fig. 81. Liberar una pierna.

delante con las extremidades diagonalmente opuestas, por ejemplo con la mano derecha y la rodilla izquierda, y prepárate para gatear. En este punto, tu peso debe estar uniformemente repartido entre las cuatro extremidades.

3. Empieza ahora a gatear (Fig. 82); deja que la cabeza lidere el movimiento y mueve las extremidades que quedan opuestas en diagonal. Comprobarás que con el inicio de cada paso (con la cabeza de líder) el peso del cuerpo pasa a las extremidades que estaban delante y ahora están quietas. Tras cada paso, el peso del cuerpo debe distribuirse de nuevo uniformemente entre las cuatro extremidades. No corras. Haz una pausa. Exhala suavemente con la boca abierta, floja y húmeda. No jadees, permite que la inspiración sea suave y sin esfuerzo; la pared abdominal y la parte inferior de la espalda se expandirán de manera espontánea.

4. Mientras gateas suavemente, no levantes la rodillas del suelo al empezar a moverte hacia delante, deja que esté en ligero contacto con el suelo; la pierna debe arrastrarse suavemente por el suelo empujada hacia delante por el resto del cuerpo hasta que quede aproximada-

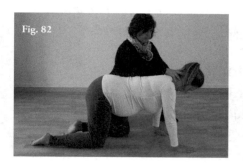

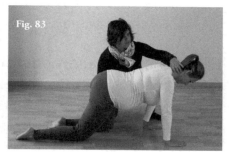

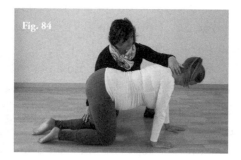

Figs. 82-84. A gatas.

109

mente a la altura de la articulación de la cadera. Ahora el peso debe quedar de nuevo uniformemente repartido entre las cuatro extremidades (Figs. 83 y 84).

5. A medida que entres en un ritmo, el gateo será más suave y continuo (te puede ayudar la idea de que eres suavemente arrastrada por el cabello de la parte superior de la cabeza). El movimiento ondulante te cambia el peso de los dos miembros que quedan en diagonal opuestos a los otros dos.

6. Mientras sigues gateando, intenta cambiar el ritmo. Detente de vez en cuando, piensa en lo que estás haciendo (¡no se trata de un movimiento mecánico!), presta atención a la respiración y deja que el cuello quede suelto y libre.

Yo sufría calambres en los músculos que sostienen el vientre, y a veces eran tan fuertes que apenas podía caminar. Hacia los seis meses de embarazo fui a una sesión para aprender a aplicar la Técnica Alexander, en ella gateábamos... Practiqué el ir a gatas, religiosamente, unos diez minutos al día, y con ello no sólo me encontré extraordinariamente bien sino que controlé por completo los calambres en el vientre, de ese modo en el tercer trimestre conté con una mayor movilidad.

El bebé en posición posterior

La posición óptima del bebé al inicio del trabajo de parto –conocida como occipito anterior (OA)– es cabeza abajo, cuello flexionado y espalda contra tu costado izquierdo (*véase* Ilust. 5).

Durante el último trimestre, hay niños que se colocan en posición occipito posterior (OP): el bebé mira hacia tu tripa, con la cabeza y la columna contra tu columna. Si mantiene esta posición al principio del parto, es posible que éste se prolongue y haya complicaciones.

Desde la mitad del siglo xx ha ido aumentando el número de embarazadas que empiezan el trabajo de parto en posición OP. Se cree que ello es debido en parte a los cambios de estilo de vida: menor actividad física y unos diseños de sillas y asientos que fuerzan a inclinar la pelvis hacia atrás. En consecuencia, si durante el embarazo la mujer pasa largos períodos de

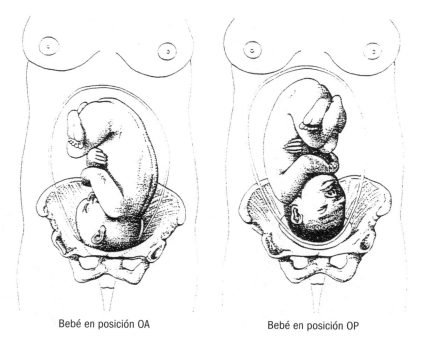

Bebé en posición OA · Bebé en posición OP

Ilust. 5. Posiciones del bebé.

tiempo en un asiento bajo –ya sea descansando, mirando la televisión, viajando o sentada en un coche–, es más probable que el bebé adopte una posición posterior.

Si en las últimas semanas de embarazo descubres que tu bebé está en posición OP, puedes crear unas condiciones que favorezcan que se dé la vuelta y se coloque en posición OA. La experiencia indica que los movimientos que a continuación se detallan pueden provocar ese efecto.

1. De estar de pie pasa a ponerte a gatas (Figs. 73-76).
2. Balancéate suavemente hacia delante y hacia atrás (Figs. 77 y 78).
3. Cuando vayas hacia atrás, hacia los talones, procura tener un banquito de meditación o un montoncito de libros sobre el que puedas sentarse sin ejercer demasiada presión sobre los talones y las articulaciones de las rodillas (Fig. 85). Luego, inclínate hacia delante y apóyate sobre las manos mientras te colocas a descansar sobre tu lado izquierdo (Figs. 107 y 108).

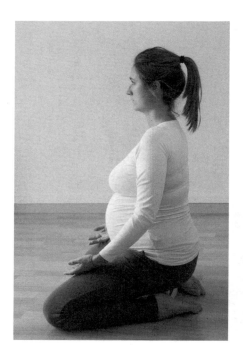

Fig. 85. Sentada sobre las rodillas.

Fig. 86. Apoyada en el pecho.

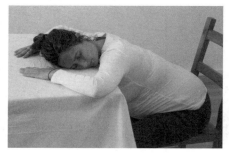

4. Descansa un poco y habla con tu hijo; dile que estás preparándole una hamaca con tus paredes abdominales para que pueda reposar su espalda. Visualiza cómo el bebé se mueve girando de la derecha a la izquierda.

5. Levántate muy despacio, invirtiendo los movimientos anteriores, pero esta vez estate más tiempo a gatas, balanceándote hacia delante y hacia atrás.

6. Si lo deseas, gatea hasta algún mueble en el que puedas apoyarte para levantarte.

Repite este ejercicio varias veces al día.

En tu vida diaria, intenta tener siempre la costumbre de inclinarte más hacia delante que hacia atrás. En este libro encontrarás muchas ideas para realizar un buen uso del cuerpo; consulta el apartado «Uso cotidiano del cuerpo durante el embarazo». Para una buena posición de descanso durante el día (*véase* Fig. 86).

Presentación de nalgas

No se sabe el motivo por el que la mayoría de los bebés se colocan cabeza abajo después de estar meses flotando y dando vueltas en el vientre materno: según parece es una acción refleja programada. Si bien hacia las treinta semanas, aproximadamente una quinta parte de los niños están aún de nalgas, la mayoría se dan la vuelta espontáneamente antes de nacer. ¿Por qué algunos niños (alrededor de un 4 por 100) permanecen de nalgas hasta el último momento? En la mayoría de los casos no hay una razón clara.

Si a las 36 semanas, tu bebé sigue de nalgas, no tienes por qué alarmarte, es probable que antes de nacer se dé la vuelta de manera espontánea. Aquí tienes unos pasos que puedes seguir para animarle a darse la vuelta.[11]

Estos movimientos combinan de manera dinámica la posición rodillas-pecho con el gateo. Tras haber enseñado esta técnica durante varios años en las sesiones de la Técnica Alexander para embarazadas, nuestra experiencia nos ha demostrado que puede ser muy efectiva a la hora de animar al bebé a que cambie de posición. Obviamente, a falta de un ensayo científico, no podemos descartar la posibilidad de que los casos en que parece haber funcionado no hayan sido más que una serie de golpes de suerte.

1. Gatea como se ha descrito anteriormente.
2. Después de gatear durante unos diez minutos, pasa de la posición a gatas a la de rodillas-pecho: inclínate hacia delante y baja la cabeza hasta el suelo; separa ligeramente las rodillas hacia fuera; deja que los codos se flexionen hasta que llegues a tocar al suelo o a un cojín con una mejilla y ambos antebrazos, las manos quedan planas junto a la cabeza, y deja que la espalda queda bien amplia (Fig. 87). También puedes colocarte un cojín debajo de las rodillas.
3. Descansa en esta posición unos cuantos minutos más; de vez en cuando necesitarás cambiar la cabeza de lado. Dile a tu bebé: «¡Date la vuelta, venga, date la vuelta!». Después, vuelve a colocarte a gatas y, con cuidado, ponte de pie. Ten cuidado de no bloquear las rodillas.

---

11. Véase G. Justus Hofmeyr, «Breech presentation and abnormal lie I late pregnancy», en M. Enkin *et al. Effective Care in Pregnancy and Childbirth,* OUP, 1989, pp. 653-655.

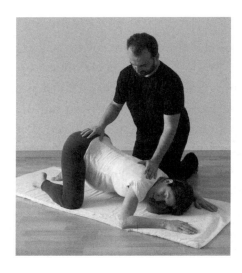

Fig. 87. Posición rodillas-pecho.

¿Cómo pueden estos movimientos estimular al bebé para que se dé la vuelta? Es posible que la ondulación de la pelvis durante el gateo, así como la inclinación del torso en la posición rodillas-pecho –mientras que la espalda se alarga y ensancha–, ayude a que las nalgas del bebé salgan de la posición en la que están encajadas. Después, es probable que el bebé se sienta libre de asumir el reflejo programado para darse la vuelta.

La mayoría de las mujeres que han utilizado esta técnica comentan que el cambio de posición no sucede durante estos movimientos, sino después, cuando se encontraban relajadas, tomando un baño por ejemplo. No esperes que el bebé cambie de posición la primera vez que haces estos movimientos. No abandones, la mayoría de los bebés que se presentan de nalgas cambian de posición finalmente. Sin embargo, debemos aceptar que hay unos cuantos que no lo hacen.

Tras haber tenido un primer parto completamente normal y relativamente fácil, me quedé un tanto perpleja al descubrir que a las 36 semanas de embarazo mi segundo hijo estaba encajado en posición de nalgas, y que la política hospitalaria en esos casos aconsejaba realizar una cesárea programada. Si bien el especialista hizo amablemente hincapié en las ventajas de este procedimiento (totalmente seguro para el bebé y menos «incómodo» para mí, también se ofreció a ayudarme en el caso de que yo optara por un expulsivo vaginal espontáneo. Sin embargo, el bebé debía monitorizarse durante todo el trabajo de parto, y cualquier signo de sufrimiento fetal significaría una cesárea con anestesia general. El médico calculó que las posibilidades de que el expulsivo fuera «normal» estaban por debajo del 50 por 100.

Me marché pensando en las opciones que tenía, algo sorprendida de que el equipo de obstetricia del hospital no sugiriera ninguna estrategia para intentar que el bebé cambiara de posición. Consulté todos los libros que pude sobre el tema, y en todos ellos se indicaba que los bebés que llegan de nalgas pueden darse la vuelta en el último momento, al inicio del trabajo de parto. Pero los médicos del hospital, las comadronas y mi médico de cabecera acordaron que mi bebé estaba encajado de nalgas y que, ya fuera por medio de cesárea o de expulsivo normal, seguiría de nalgas.

Aunque los profesionales consideraban que era inútil intentarlo, yo pensaba que me sentiría mucho mejor si al menos probaba a que el bebé se diera la vuelta. De modo que pasé varias sesiones al día tumbada en el suelo con la pelvis elevada y apoyada sobre unos cojines. Al cabo de una semana sin resultado alguno, decidí consultar a Ilana, a cuyas clases prenatales en el National Childbirth Trust asistí durante mi primer embarazo. Ella de inmediato me sugirió que los ejercicios de caminar a gatas podrían ayudarme, y concertó una cita para mostrarme cómo hacerlos. Aprender a ir a gatas resultó más difícil de lo que pensaba, pero una vez aprendí a hacerlo, para satisfacción de Ilana, descubrí que era una actividad curiosamente relajante, y empecé a gatear por la sala de casa varias veces al día.

En esas fechas tenía pocas esperanzas de que algo cambiara pero, dos días más tarde, tumbada en el baño, antes de la visita del hospital de la semana treinta y ocho, mi vientre dio un sorprendente y vigoroso giro: una maniobra evidentemente realizada por el bebé. No me atrevía ni siquiera a creer que eso había sido una voltereta completa, pero para sorpresa de mi médico y de todo el equipo, la ecografía que me realizaron esa misma mañana confirmó que el bebé se había colocado en la posición normal para el nacimiento.

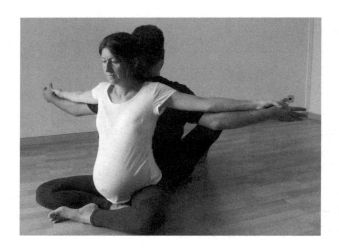

Fig. 88. Espalda contra espalda.

Espalda contra espalda con la pareja

Sentada con la espalda apoyada en la espalda de tu pareja, en la llamada posición del sastre, alargad y ensanchad vuestras espaldas a la vez que estáis atentos a la respiración del otro. Después cogeos de las manos y elevad los brazos a la altura de los hombros (Fig. 88). Primero uno aguanta los brazos del otro, y después se alterna la posición. Recuerda que no hay que elevar innecesariamente los hombros.

Movimientos de la estocada y del mono

En este grupo los movimientos —una pequeña parte de una enorme selección— están todos basados en el mono (*véase* pág. 69) y en la estocada (*véanse* págs. 69-72). El mono y la estocada son por supuesto la base de una gran variedad de movimientos cotidianos, y, tal como veremos en el siguiente capítulo, son especialmente útiles durante el trabajo de parto.

Caminar hacia atrás

Éste no es un movimiento que una espera realizar en la vida diaria. Su papel aquí es el de introducir un nuevo concepto: moverse en el espacio por medio de direcciones, lo cual puede resultar más fácil mediante movimientos no habituales.

Partiendo de una estocada, traslada el peso al pie de atrás (digamos el pie izquierdo). Mientras la pierna de delante se «descarga», flexiona el tobillo y comprueba cómo el cuerpo gira un poco a la izquierda en línea con el pie de atrás. Alargando la espalda, endereza la pierna izquierda (sin bloquear la rodilla) mientras te inclinas ligeramente hacia delante y elevas la rodilla derecha, deja que el pie relajado se deslice ligeramente sobre el suelo hasta que quede a pocos centímetros del pie izquierdo. A continuación, da un paso atrás colocando los talones (el pie en un ángulo de 30 a 45 grados en dirección al lugar al que estás encarada) a una distancia cómoda detrás y a la derecha del pie izquierdo. Finalmente, traslada el peso a esta pierna. El pie izquierdo girará el talón de manera natural y quedará encarado hacia delante mientras la pierna se «descarga». Haz una pausa y vuelve a dirigirte. Ahora ya estás lista para repetirlo hacia el otro lado.

Caminar de lado

Este movimiento es similar al anterior, pero el punto de partida es el mono (Figs. 89-91).

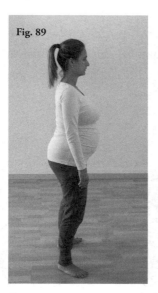
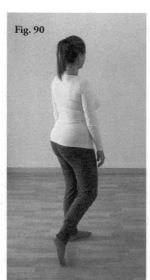
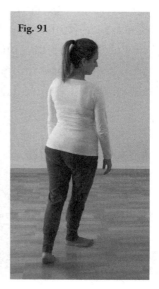

Figs. 89-91. Caminar de lado.

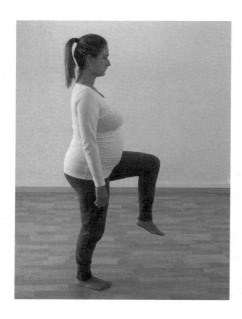

Fig. 92. Equilibrio sobre una pierna.

Equilibrio sobre una pierna

Partiendo de la posición del mono, transfiere el peso a un lado, digamos el derecho. Con la cabeza liderando el movimiento, deja que la siga la espalda, alarga la pierna derecha y eleva la rodilla izquierda a la altura de la cadera (Fig. 92). Vuelve a la posición inicial y alterna las piernas.

Este movimiento permite muchas variaciones, así, por ejemplo, mientras elevas la rodilla puedes elevar también los brazos. Puedes asimismo crear secuencias combinando los movimientos de caminar hacia atrás, caminar de lado y guardar el equilibrio sobre una pierna.

De cuclillas

La posición de cuclillas es muy útil durante el trabajo de parto, especialmente en la segunda etapa del mismo. De hecho, en muchas sociedades, las mujeres suelen dar a luz en esta posición. Para ellas, estar de cuclillas no es una posición usada sólo para parir, sino una posición muy común en una gran variedad de tareas domésticas. Sin embargo, la mayoría de las mujeres occidentales al principio consideran que ponerse de cuclillas es muy difícil, por lo tanto, es mejor aprenderla y practicarla durante el embarazo. No obstante, hay que evitar abordarla con demasiado fervor ya que de esta forma la posición de cuclillas no resultaría relajada, algo que iría en contra del verdadero propósito del ejercicio. También puede causar lesiones en las rodillas y articulaciones de la cadera.

Estar de cuclillas es una forma muy acentuada de la del mono. Pero llegar a ella partiendo de la del mono requiere una gran flexibilidad de las articulaciones de las piernas, de modo que no hay que correr. Comenzaremos describiendo diversas maneras de llegar a estar de cuclillas de forma fácil y con algunas ayudas.

Usar una puerta

Este movimiento te posibilita llevar el torso más atrás en relación con las rodillas. Te permite tonificar los músculos de las piernas y que las articulaciones de la cadera se liberen mientras éstas están siendo sostenidas.

Colócate frente a una puerta medio abierta con los pies separados. Sujeta con cada mano el manillar de cada lado de la puerta, inclínate hacia atrás y hacia abajo flexionando las rodillas y llega a quedarte de cuclillas. Recuerda mantener el cuello libre, deja que la espalda se alargue y evita echarte hacia la puerta. Deja que la cadera quede liberada y hacia atrás, y las rodillas flexionadas hacia delante y ligeramente separadas. Mantén los brazos estirados, pero no rígidos. Haz una pausa y redirígete. A continuación, haz oscilar suavemente la puerta, y rítmicamente balancea el cuerpo de un lado a otro. Cuando llevas el peso a un pie, el talón puede levantarse del suelo (Figs. 93-96). ¡Hazlo con mucha suavidad!

Usar una pelota

Colócate en el mono, con la espalda contra la pared. Pon una pelota (del tamaño de una de fútbol o algo más pequeña) entre la parte inferior de la espalda y la pared (Fig. 97). Con la espalda, haz rodar la pelota por la pared. Al principio, deja que vaya de arriba abajo y de lado a lado, transfiriendo el peso del cuerpo de un pie al otro. Finalmente, combina los dos movimientos de manera simultánea de modo que la pelota describa un círculo (esto suena más complicado de lo que en realidad es, *véanse* las Figs. 98 y 99).

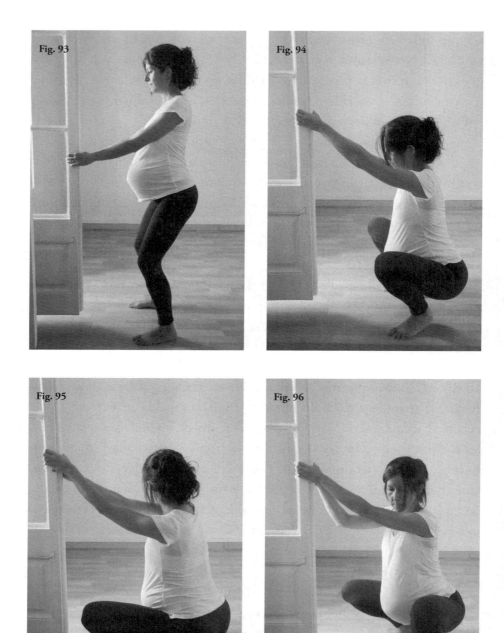

Figs. 93-96. Ponerse de cuclillas y balancearse con ayuda de una puerta.

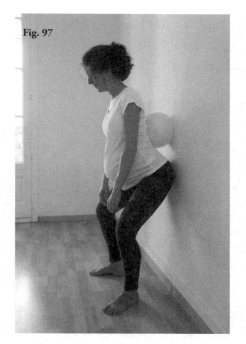

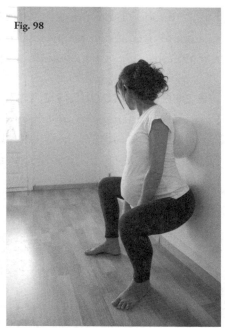

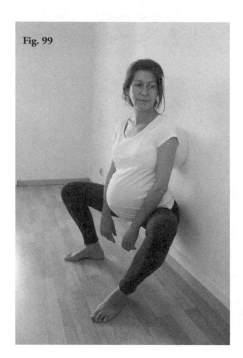

Figs. 97-99. Ponerse de cuclillas con ayuda de una pelota.

121

Durante todo el movimiento, lleva las rodillas hacia fuera, de manera que queden alineadas con los pies, y no caigan hacia dentro. Varía el ritmo del movimiento. De vez en cuando, haz una pausa y redirígete.

De estar de rodillas a estar en cuclillas

Ésta es otra manera relativamente fácil de aprender a estar en cuclillas. Arrodíllate de la forma descrita en la página 82. «Camina» con las manos hacia las rodillas (Fig. 100). A continuación, dándote direcciones, transfiere parte de tu peso a las manos y flexiona los dedos de los pies (Fig. 101).

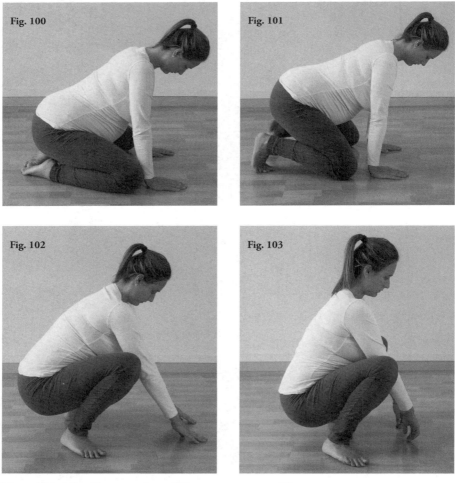

Figs. 100-103. De estar de rodillas a estar en cuclillas.

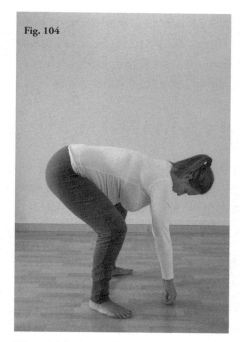

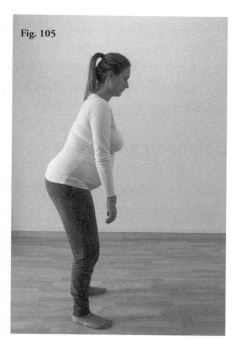

Figs. 104 y 105. De estar de cuclillas a estar de pie.

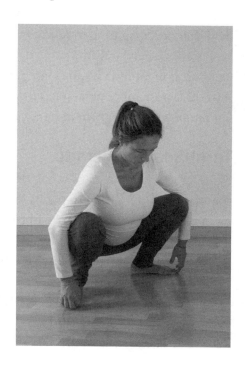

Fig. 106. De cuclillas.

Después, mueve todo el torso hacia arriba y hacia atrás y acaba apoyando todo tu peso sobre los pies, de cuclillas (Figs. 102 y 103). Cuando quieras ponerte de pie, haz como los niños: levanta un poco los glúteos y luego, con la cabeza liderando el movimiento, sube a la posición del mono hasta quedar de pie (Figs. 104 y 105).

Del mono a cuclillas

Por medio de la Técnica Alexander, conseguirás tener las piernas y la espalda más fuertes y un mejor equilibrio, de manera que finalmente podrás ponerte directamente de cuclillas desde la posición del mono. Además podrás estar más tiempo de cuclillas (Fig. 106).

Descansar

Huelga decir lo importante que es descansar durante el embarazo. Utiliza bien tu tiempo de descanso, aunque sólo dispongas de unos escasos cuatro o diez minutos. Y, además, tras una sesión de movimientos más activos, dedica al descanso un período más largo.

Puesto que en la última etapa del embarazo la posición semisupina puede resultar incómoda y, quizá, no puede mantenerse mucho rato, te sugerimos otras posiciones para que puedas relajarte y descansar. *Las dos primeras son también cómodas para dormir.*

Tumbada de costado

Sigue la descripción para pasar de estar en posición semisupina a estar tumbada de lado. Pide a tu pareja que te coloque algún cojín entre las piernas y bajo la cabeza (Fig. 107). El cojín de debajo de la cabeza debe quedar de manera que el cuello quede apoyado en él, y permitir así que la cabeza quede alienada con la columna vertebral.

Descansar en la posición del bebé

Como has hecho antes, túmbate sobre un costado. Desliza el brazo de debajo de la cabeza y déjalo detrás del cuerpo; al mismo tiempo, gira un

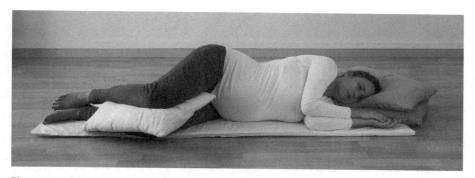

Fig. 107. Descansar tumbada de costado.

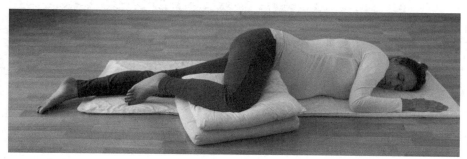

Fig. 108. Descansar en la posición del bebé.

poco hacia delante y pide a tu pareja que te coloque un cojín grande debajo de la rodilla (Fig. 108). No necesitas un cojín debajo de la cabeza, puedes reposarla sobre la moqueta o la alfombra.

Aunque puedes ir cambiando de lado, es preferible que te recuestes sobre el lado izquierdo, de este modo el hígado no recibe ninguna presión.

Usar una pelota de gimnasia

a) Ponte de rodillas frente a una pelota de gimnasia de unos 65 centímetros de diámetro. Recuesta el torso sobre la pelota (Fig. 109, y también la Fig. 115).

b) Mantente en la posición semisupina y pide a tu pareja que te coloque la pelota debajo de las pantorrillas (Fig. 110). Puedes utilizar también una silla, en vez de la pelota (Fig. 111). Puesto que es la pelota o la silla la que soporta gran parte de tu peso, esta posición es bastante cómoda en la última etapa del embarazo.

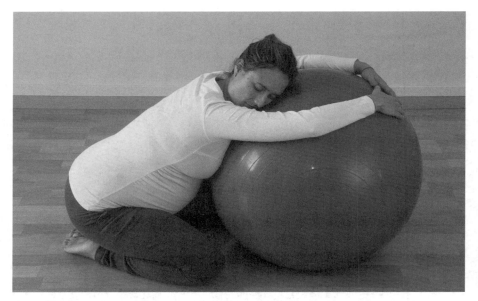

Fig. 109. Descansar sobre una pelota de gimnasia.

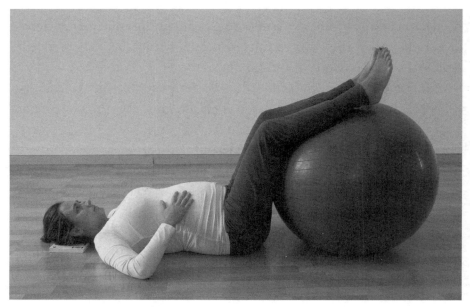

Fig. 110. Descansar con las piernas apoyadas sobre una pelota de gimnasia.

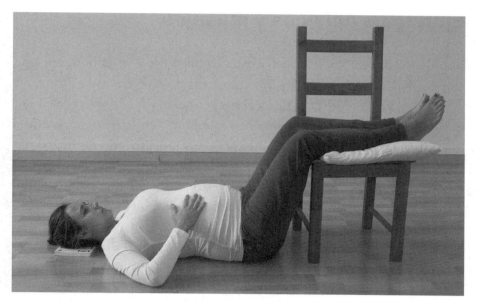

Fig. 111. Descansar con las piernas sobre una silla.

«aaah» susurrada y vocalizada:

Sigue practicando la «aaah» susurrada (*véase* la pág. 91), pero ahora vocalizando. En primer lugar vocaliza suavemente «aaaah». Escucha tu voz, debe ser tenue y calmada, no la fuerces. No intentes alargarla todo lo posible, sólo hasta donde te encuentres cómoda, pues de otro modo tenderás a deprimir el pecho. Cuando dejes entrar el aire por la nariz, permite que la boca se cierre ligeramente.

Por lo general, en las sesiones no se va más allá de la «aaah» susurrada, pero en el trabajo de parto es probable que la embarazada necesite vocalizar en un tono más alto, incluso gritar, así que es una buena idea practicarlo ahora. Acostúmbrate a escucharte gemir y rezongar (como una amante apasionada), más que chillar.

Poco a poco, ve aumentando el volumen de la vocalización. Recuerda siempre redirigirte. Pide a tu pareja que te escuche: también ella debe acostumbrarse a tus sonidos, de esta forma lograrás que no se alarme cuando estés pariendo.

Ejercicios pélvicos y masajes

El objetivo de los ejercicios pélvicos es fortalecer y, más importante aún, aumentar la elasticidad de los músculos esfínteres de esa zona. El masaje del perineo (zona entre la vagina y el ano) tiene un propósito similar. También estimula la circulación sanguínea en esos músculos. Esto te permitirá que el estiramiento sea más fácil durante el nacimiento –ayudando a evitar los desgarros y puede que la episiotomía–, y a recuperarte más rápidamente después.[12] Muchas mujeres afirman que esto les ha sido especialmente útil y consideran que evita los desgarros durante el nacimiento. Otro beneficio de estos ejercicios y también del masaje es que ayudan a ser consciente de la acción de esos músculos, algo muy importante tanto a la hora de hacer el amor como en el trabajo de parto.

Ejercitar el suelo pélvico

Este ejercicio consiste en contraer suavemente y relajar los músculos del suelo pélvico, especialmente los que rodean la vagina. Relajar esos músculos de manera consciente será de gran ayuda durante la segunda etapa del trabajo de parto. Puede que te cueste un poco reconocer los músculos que son, al principio es posible que suelas contraer el abdomen y las nalgas a un tiempo. Pero, a medida que vayas siendo más consciente, podrás controlar aisladamente los músculos de la vagina.

Puedes combinar este ejercicio con la mayoría de los ejercicios que hemos descrito. Puedes hacerlos, por ejemplo, estando sentada, en el mono, o tumbada. Date las direcciones precisas evitando tirar de ti hacia abajo: cuando tenses el suelo pélvico deja que la cabeza vaya hacia delante y hacia arriba.

Puedes sincronizar los ejercicios del suelo pélvico con tu ritmo respiratorio natural: cuando expulses el aire suavemente, contrae los músculos; y cuando inspires, libéralos. Repítelo varias veces, es una buena manera de tonificar esos músculos.

---

12. Véase, para una comprensión global de este tema, E. Noble, *Essential Exercises for the Childbearing Year*, John Murray, 1978.

Ahora prueba a hacerlo de otro modo: estando en el mono, practica la «aaah» susurrada. Cada vez que digas «ahhhh», libera el suelo pélvico. Esta es la preparación de lo que tendrás que hacer durante la segunda etapa del trabajo de parto.

Una vez más, cabe recalcar que lo importante no es lo que hacemos, sino *cómo* lo hacemos. Un error muy común es contraer el suelo pélvico muy bruscamente, con un movimiento convulsivo, y luego liberarlo rápidamente. Esto activa las fibras musculares blancas, responsables de la *fortaleza,* mientras que las fibras rojas, responsables de la elasticidad, quedan infrautilizadas. Si trabajas los músculos del suelo pélvico *suave, gradual y rítmicamente* —mientras te diriges correctamente—, descubrirás que te responden mejor y que ganas una mayor elasticidad.

Masaje en el perineo

A partir de aproximadamente la semana treinta y cuatro del embarazo, empieza a masajear el perineo y toda la zona vaginal con aceite vegetal de almendras, de oliva, de germen de trigo o de coco. Puedes hacerlo tú misma o pedir a tu pareja que te ayude.[13] Esto suena agradable y erótico, pero no a todo el mundo le parecerá así, y puede destrozar las sábanas (en el sentido de que se ensucie la ropa con el aceite).

Preparación para el trabajo de parto

En el tercer trimestre desearás prepararte directamente para el trabajo de parto. Ahora es un buen momento para empezar a practicar los movimientos que se describen en el siguiente capítulo, de modo que cuando llegue el parto te habrás familiarizado con ellos.

Después de nuestra sesión, practiqué a cuatro gatas, pensaba en una contracción, me balanceaba hacia delante y hacia atrás, giraba la ca-

---

13. Para más detalles, véase S. Hoare, «How to avoid an unnecessary episiotomy», en R. Claxton (ed.), *Birth Matters,* Unwin, 1986.

dera... Eso me ayudó a sentirme más cómoda durante las últimas semanas.

Cuando volví a quedarme embarazada ya había asistido a lecciones de Técnica Alexander. Esta vez no hice ejercicios de estiramiento para el parto, sino unas cuantas lecciones «magistrales». Después de los tres primeros meses, me sentí extraordinariamente bien y fue una delicia poder dar largos paseos por la zona de Dales estando embarazada de seis meses. Seguí encontrándome bien y yendo a nadar hasta justo el día antes del parto.

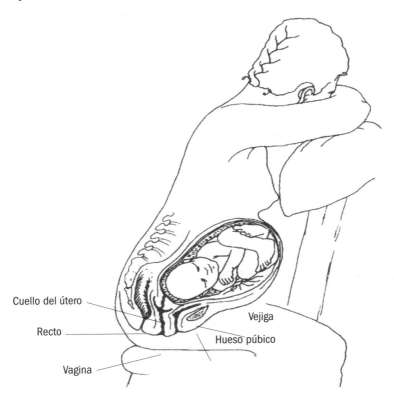

Cuello del útero

Recto

Vagina

Vejiga

Hueso púbico

Ilust. 6. Inicio del trabajo de parto: sentada frente al respaldo de una silla.

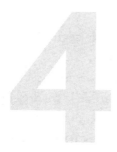

Dar a luz

No hay dos partos, ni siquiera en el caso de una misma mujer, que sean exactamente iguales, cada uno es una experiencia única. La duración varía considerablemente de uno a otro, pero el proceso esencial es invariablemente el mismo: en primer lugar, el cuello del útero se acorta y se abre (se dilata), el bebé se ve impulsado a través del canal del parto y emerge al mundo. Poco después (tras el nacimiento) sale la placenta y el parto finaliza.

No se puede decir cómo empezará el trabajo de parto. La mayoría de ellos empiezan sin anunciarse, con contracciones, pero a veces se rompe agua antes (ruptura espontánea de la membrana). A algunas mujeres el trabajo de parto les comienza en plan show, cuando el tapón mucoso que sella el útero sale, a menudo con algo de sangre; pero puede empezar de otras maneras. Sea cual sea el modo en el que empiece el tuyo, tu papel activo empieza con las contracciones, a partir de ese momento el buen uso del cuerpo es lo más importante.

La primera etapa

La primera etapa del trabajo de parto abarca el tiempo que tarda el cuello del útero en dilatarse por completo (unos 10 centímetros). Esta etapa puede durar bastante, por lo general es bastante más larga que la segunda –el nacimiento propiamente dicho–, pero no hay reglas precisas.

Las contracciones son provocadas por la *oxitocina,* una hormona secretada por la glándula pituitaria, situada en la base del cerebro de la madre, y las *prostaglandinas,* secretadas por el revestimiento del útero. Las primeras contracciones pueden empezar de manera suave, o cogerte por sorpresa y desconcertarte. Algunas mujeres se sienten abrumadas por ellas. Enseguida podrás reconocer el momento en que está a punto de empezar una nueva contracción. *Esto es muy importante, pues te permite prepararte para recibirla, darte las direcciones precisas y liberar cualquier tensión acumulada.*

Ilust. 7-10. Estos dibujos muestran cuatro fases de la primera etapa del trabajo de parto. En el primero de ellos, el trabajo de parto está a punto de iniciarse; el cuarto muestra el final de la primera etapa; los otros dos, los estadios intermedios. Para tener una idea clara de lo fascinante del progreso del parto, fíjate en los tres cambios siguientes:

En primer lugar, mira el cuello del útero. Al principio del trabajo de parto, antes de empezar a dilatarse, sus paredes son gruesas. Cuando está totalmente dilatado, las paredes parecen haber desaparecido.

Segundo, durante el trabajo de parto, el útero se contrae y se retrae: las fibras musculares de su parte superior se acortan y las paredes se hacen más densas. La parte superior del útero va hacia abajo, ejerciendo una presión descendiente sobre el bebé.

En tercer lugar, el bebé se mueve de manera notoria y compleja. Al principio del trabajo de parto yace de forma asimétrica: está encarado al lado derecho o izquierdo de la madre, pero a medida que baja empieza a girar gradualmente hacia su espalda. Al mismo tiempo, flexiona la cabeza y deja que la barbilla le descanse sobre su pecho. La corona de la cabeza (donde la circunferencia del cráneo es menor) está en el canal del parto. Por otra parte, la cabeza del bebé cambia de forma y se amolda a la pelvis materna. Puedes hacerte una clara idea del trayecto del bebé dibujando una línea imaginaria entre la parte superior de la pelvis de la madre y el final de su hueso púbico.

Ilust. 7

Ilust. 8

Ilust. 9

Ilust. 10

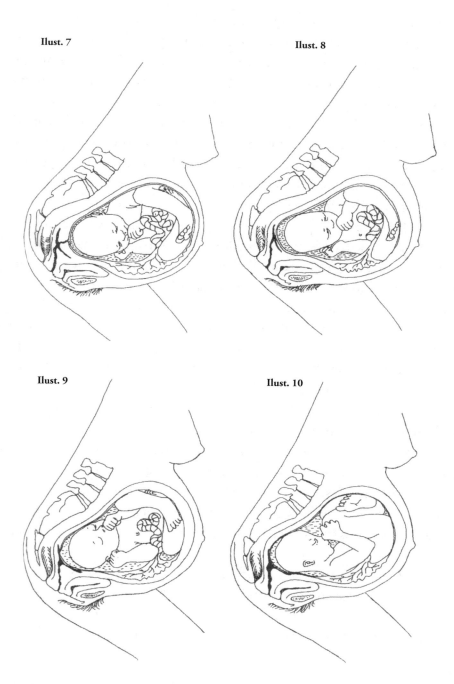

Durante esta etapa del trabajo de parto tienen lugar diferentes procesos sincronizados. El útero se contrae rítmicamente y se retrae; tras cada contracción no vuelve a su tamaño anterior sino que se queda un poco más pequeño. Cuando se contrae, se inclina hacia delante y hacia abajo; al mismo tiempo, las paredes del cuello del útero se hacen más finas, y éste es estirado hacia arriba y se dilata. El bebé se gira y se acopla a los contornos de la pelvis mientras se introduce más a fondo en la apertura superior de la pelvis, los huesos del cráneo se amoldan para encajar en el espacio del que dispone.

La bolsa de las aguas (saco amniótico) que envuelve al bebé puede estar intacta hasta el final de la primera etapa del trabajo de parto (*véase* Ilust. 10). Este saco juega un papel muy importante, ya que absorbe los golpes y actúa de barrera frente a las infecciones –como ha hecho durante todo el embarazo–. Tiene también funciones hidrostáticas: crea una uniforme distribución de la presión en torno al bebé y equilibra su presión arterial, que aumenta de manera natural debido a las contracciones del útero que aprietan el cordón umbilical. La bolsa amniótica puede romperse muy pronto o hacia el final de la primera etapa. Hay pruebas de que romperla artificialmente es del todo innecesario y puede afectar negativamente en el proceso del trabajo de parto.[1]

Si bien el proceso del trabajo de parto es en buena parte autónomo –controlado por las hormonas y por el sistema nervioso–, tu actividad consciente y tus emociones le afectan enormemente. El estrés y la ansiedad, por ejemplo, pueden detener temporalmente el progreso del trabajo de parto. Muchas mujeres manifiestan que han visto cómo, en la primera etapa del trabajo de parto, las contracciones se detenían al llegar al hospital. En los partos en casa, las contracciones a veces aminoran con la llegada de la comadrona.

> Llegó la comadrona, con ella venía una estudiante en prácticas... Nos entusiasmamos cuando nos dijo que la dilatación era de 7 centímetros. Llamó a otra comadrona... que llegó más tarde, y que también venía con otra estudiante... Mientras ellas se organizaban, Clive me

---

1. *Rupture of the Membranes in Labour: A Survey Conducted by the National Trust*, NCT booklet, 1989.

ayudó a hacer los movimientos de balanceo que aprendimos en las clases prenatales. Eso me alivió el dolor. Aunque ahora teníamos a personas extrañas en la habitación, no me importó, pero Clive dijo que las contracciones habían disminuido cuando llegó el segundo turno.

Se me rompió el tapón mucoso y decidí llamar al hospital, pues las contracciones se presentaban ahora cada cinco minutos y duraban medio minuto cada una. Me dijeron que fuera... una vez instalada en la sala de partos, me monitorizaron y pusieron en observación. Sólo había dilatado 1 centímetro y las contracciones habían disminuido... Mi madre y yo empezamos a andar por el hospital y las contracciones empezaron de nuevo con más frecuencia e intensidad. Cada vez que llegaba una nueva, me quedaba con ella y gritaba lo mucho que me dolía, hacer eso me fue realmente útil.

Aprovechar la fuerza de gravedad

¿Qué imagen tienes de una mujer en la primera etapa del trabajo de parto? ¿Qué hace durante las contracciones? A menudo realizamos estas preguntas en alguna de las primeras clases prenatales. Mucha gente responde que la visualizan tumbada en la cama, agitándose y retorciéndose incómoda, respirando irregular y rápidamente, y con la cara tensa por el dolor y la angustia. ¿Y cuando desaparece la contracción? Se derrumba en la cama, dicen, tumbada, esperando que llegue la siguiente contracción.

Lo que sorprende de esas ideas tan extendidas sobre la primera etapa del trabajo de parto es que siempre se representa a la mujer tumbada. Quizá se deba a que la mayoría de los nacimientos tienen lugar en el hospital, y un hospital está lleno de camas. La deducción automática es: «hospital, y por lo tanto, cama». Se trata de una idea que está muy reforzada en casi todos los medios, especialmente en las películas, series y programas de televisión en las que el trabajo de parto forma parte de la trama. En casi todos esos medios se muestra a la mujer dando a luz exactamente de la manera descrita.

Gracias a los esfuerzos pioneros de algunos educadores perinatales y otros profesionales (mencionados en el capítulo 1) hay mucha gente que es consciente de que el expulsivo no tiene por que desarrollarse con la embarazada tumbada en la cama, sino que hay otras posibilidades y maneras de dar a luz, como por ejemplo de rodillas o en cuclillas. Se trata de un enfoque reciente, y hay que decir que los libros que defienden otras posiciones siguen conteniendo imágenes de mujeres que dan a luz tumbadas de espaldas. En cuanto a la primera etapa del trabajo de parto se refiere, son pocas las imágenes que muestran alternativas a estar tumbada, pero cuando aparecen apenas se hace mención al buen uso del cuerpo. Es muy necesario que esto cambie.

Actualmente está muy extendida la idea de que la postura de la embarazada en relación a la fuerza de gravedad es de suma importancia en el trabajo de parto. El útero y su contenido –el bebé, la placenta y todo lo demás–, pesa unos 5 kilos aproximadamente: ésta es la magnitud de la fuerza de la gravedad actuando sobre él. Si adoptas la mejor postura posible, sumas esa fuerza a tu favor. Pero, en la peor postura, esa misma fuerza trabaja en tu contra. De modo que la diferencia entre la mejor y la peor postura es de unos 10 kilos. Una mujer que adopta una postura inconveniente durante el trabajo de parto es como un boxeador de peso ligero entrando en competición con 10 kilos de más.

Sin duda alguna la peor postura que una mujer puede adoptar durante las contracciones es la de tumbarse de espaldas, algo que fuerza al útero a trabajar directamente contra la fuerza de gravedad. Por otra parte, la presión del útero sobre los grandes vasos sanguíneos que ahora quedan debajo restringe la llegada del flujo sanguíneo al útero y al bebé. Finalmente, el peso del cuerpo de la embarazada sobre el coxis obstaculiza que éste se aparte de la trayectoria de la cabeza del bebé.

> Pasé rápidamente de 3 a 5 centímetros de dilatación, y estoy convencida de que me ayudó el hecho de que Dan se las apañara para incorporarme y colocarme de rodillas.

Cualquier movimiento o posición que facilite que la fuerza de la gravedad contribuya al trabajo del útero será de ayuda en las contracciones. Esto incluye andar, estar de pie, sentarse bien sobre los isquiones, andar a gatas y estar en cuclillas. Todas éstas son posiciones normales durante el parto en las llamadas sociedades «primitivas».

Está demostrado[2] que si evitas tumbarte y en vez de ello optas por arrodillarte, ponerte de cuclillas o quedarte de pie con el torso inclinado hacia delante, contribuirás al trabajo de parto de las siguientes formas:

- La fuerza de gravedad ayuda a que las contracciones sean más fuertes, más eficaces y menos dolorosas.
- La curvatura de la parte inferior de la columna se reduce, y ello hace que el bebé descienda mejor por el canal del parto.
- El útero contraído se sitúa mejor en relación a la columna vertebral. Eso ayuda a dirigir correctamente la cabeza del bebé en relación con la pelvis de la madre.
- Una pelvis aflojada se ensancha más fácilmente.
- Las posibilidades de que el bebé se encaje aumentan. Si, por ejemplo, el bebé está en posición posterior, es más fácil que pase a colocarse en la preferida posición anterior. (En la posición posterior, el bebé está cabeza abajo pero con su columna contra la columna de la madre, con lo cual necesita girarse mucho más). La mayor complicación de la posición posterior se da cuando el cuello del bebé está extendido en vez de flexionado, de modo que la cabeza no se presenta en la apertura pélvica con su diámetro más pequeño. Se cree que la principal causa de esta complicación es la posición supina de la madre.

El dolor del trabajo de parto

Muchas mujeres experimentan considerable dolor durante las contracciones, y esa expectativa es una de las grandes inquietudes que tienen las mujeres acerca del parto.

El dolor por lo general indica disfunción —«si duele, es que algo va mal». Un error común es pensar que eso mismo puede aplicarse al dolor del trabajo de parto. El error se debe en parte al hecho de que el trabajo de parto suele tener lugar en un hospital, un lugar para gente enferma. Pero el trabajo de parto no es ningún trastorno patológico, sino un pro-

---

2. L. Fenwick y P. Simkin, «Maternal positioning to prevent or alleviate dystocia in labour», *Clinical Obstetrics and Gynecology*, 1987, 30, 83-89.

ceso normal y natural. Cuando se dan complicaciones, puede haber una calidad de dolor diferente, lo cual es realmente síntoma de un trastorno. En tales casos puede ser necesaria la intervención médica –no sólo para eliminar el dolor, sino para, lo que es más importante, salvar la vida de la madre o la del hijo.

¿Cómo puede un proceso natural llegar a ser tan doloroso? La teoría de la evolución sugiere que el dolor del trabajo de parto –como la mayoría de los fenómenos biológicos– atiende a un propósito. En realidad, existen muchas pruebas de que un cierto dolor, sin que llegue a ser algo fatídico, es un impulso importante para el cerebro que hace que el cuerpo se mueva de la manera más adecuada para el proceso del trabajo de parto.

En la sociedad occidental actual, el dolor está considerado como algo inaceptable. El uso de analgésicos y sedantes está ahora tan extendido que se toman invariablemente para enmascarar la más ligera molestia física o mental. Cuanto más confiemos en los analgésicos, más difícil nos será abstenernos de ellos durante el intenso dolor del trabajo de parto.

La extraordinaria disponibilidad de fármacos como la meperidina y las inyecciones epidurales constituyen una tentación más fuerte de lo que muchos están dispuestos a admitir. También crea la expectativa, tanto en los profesionales de la salud como en las parturientas, de que deben utilizarse. La actitud y las palabras de los profesionales socavan la confianza de las mujeres a las que de inmediato se les aconseja el uso de calmantes, lo que implica la idea de que no serían capaces de salir adelante sin ellos. Una mujer dijo en una de las sesiones: «Se nos ofrece gas y oxígeno, como en una recepción en la que te ofrecen un jerez».

Pero los calmantes interfieren en el curso del trabajo de parto, desequilibrando el proceso finamente elaborado que ha ido desarrollándose durante cientos de años, y hacen que la intervención médica sea más que probable. Por otra parte, esos fármacos producen efectos no deseables tanto en la madre como en el niño.[3]

---

3. Sobre los efectos de esos medicamentos véase: National Childbirth Trust Information Sheets: *Epidural Anaesthesia,* junio de 1991; *The Use of Pethidine in Labour,* enero de 1989. Véase asimismo: *Drugs in Pregnancy and Childbirth,* Pandora, 1990.

No hace demasiado tiempo era una práctica común tomar medicamentos o drogas durante el embarazo, desde tabaco a talidomida. En la actualidad, cuando las consecuencias de ello están claras, son muchas las embarazadas que son reacias a tomar incluso los fármacos más inocuos; la información y la educación han sido muy efectivas. Pero la actitud hacia el dolor del trabajo de parto cambia con gran lentitud.

Consciente o inconscientemente, muchas mujeres tienen la esperanza de que asistiendo a clases prenatales y haciendo ciertos ejercicios podrán librarse de los dolores del trabajo de parto, pero incluso la mejor preparación para el nacimiento no puede garantizar tal cosa. Es importante llegar a entender que los dolores cíclicos de las contracciones no indican que algo vaya mal, sino al contrario: *esos dolores son normales e incluso funcionales,* y no debemos tratar de eliminarlos totalmente.

Yo no tenía demasiado claro el tipo de trabajo de parto y nacimiento que deseaba, lo único que tenía claro es que en lo posible no quería que me pusieran la epidural. A medida que iba averiguando más cosas sobre los efectos de intervenciones durante el trabajo de parto, más convencida estaba de que quería dar a luz sin «aditivos artificiales». Las clases me ayudaron a tener más confianza, aprendiendo maneras prácticas de saber hacer frente al trabajo. Empecé a esperar el trabajo de parto con ilusión, aunque aún tenía ciertas dudas. ¿Podría realmente soportar el dolor? ¿El hospital intervendría de todas maneras?... Mirando atrás me di cuenta de que había pasado un miedo innecesario. Claro está que el proceso del trabajo de parto es doloroso; de hecho, es físicamente insoportable, pero es también maravilloso en conjunto. Nos bombardean con imágenes negativas del parto, lo único que puedo decir es que es algo que vale la pena no perderse.

Enfrentarse al dolor

Responder al dolor con el movimiento adecuado, te ayudará a favorecer el proceso del trabajo de parto y aminorará el dolor. Según parece, la pasividad es una causa común por la que el útero no se contrae de manera efectiva. Además, incrementa la sensación de dolor, y crea un círculo vicioso: pasividad-más dolor-mayor pasividad.[4]

El valor de la inhibición y de las direcciones

Nuestra reacción instintiva ante el dolor es la de quedarnos inmóviles, lo cual es una forma del reflejo de sobresalto (*véase* el capítulo 1) e implica otros síntomas de pánico, como sequedad de boca y dificultad para respirar. Este tipo de reacción se da inicialmente cuando experimentamos un dolor agudo: nos alejamos del objeto del dolor (por ejemplo, un objeto afilado), o a veces arremetemos contra él. Eso forma parte de nuestro mecanismo de supervivencia; pero si continuamos estando tensos una vez la «amenaza» inmediata ha pasado, sigue la secreción de la hormona adrenalina, que aumenta el dolor, y se bloquea la producción de endorfina, el analgésico natural del organismo.[5]

Aquí es cuando el proceso de «pensar durante un actividad» es muy importante. A veces, la inhibición en sí, sin ningún movimiento, ayuda a sobrellevar el dolor.

> Empecé a utilizar la Técnica Alexander para precisamente inhibir la reacción al dolor. Cuando se acercaban las contracciones, inhibía cualquier movimiento o expresión facial, cualquier tensión contra el dolor, trabajar mentalmente para relajarlo. Esto me calmaba enseguida, y aunque no podía dormir, con unas contracciones que aparecían cada siete minutos, fue una noche de meditación, y, por consiguiente, tranquila.

> Recibí al dolor pensando: «Te doy la bienvenida. Tú me traes a mi hijo, eres un dolor bueno». Iba a escribir «amoroso», pero eso hubiera sido demasiado fuerte, e imposible, era el dolor más terrible e intenso que había sentido nunca. Pero yo sabía que cada contracción duraría sólo un minuto o menos; la parte más aguda de la contracción duraba

---

4. L. E. Mehl, «Psychophysiological aspects of childbirth», L. Feher en *The Psychology of Birth*, Souvenir Press, Londres,1980, pp. 40-41.
5. Véase M. Odent, *Birth Reborn*, Souvenir Press, 1984, pp. 121-122. Las investigaciones más recientes suelen confirmar la hipótesis de Odent.

sólo un par de segundos, y eso la hacía más soportable. Si hubiera podido inhibirme un par de segundos más, hubiera empezado a descender y todo hubiera ido bien.

Dar direcciones puede ayudar a liberar las tensiones acumuladas.

Estoy de rodillas, apoyada en la cabecera de la cama, que está un poco elevada. Me duele toda la espalda de manera insoportable: cuando aparece el dolor, aflojo el cuello y inhalo el aire de manera controlada... Bernard me frota la zona lumbar a cada contracción. Las contracciones son ahora muy intensas, algunas duran noventa segundos o más y apenas pasan treinta segundos entre una y otra. Durante un tiempo se extienden desde la cabeza hasta abajo. Hay momentos que siento pánico y tengo ganas de echar a correr. Respiro a un ritmo constante y me recuerdo a mí misma que debo liberar. Pienso: «he superado la última contracción y también podré con la siguiente». Admiro la tarea que está realizando mi cuerpo e intento participar en ella; luchar en esta etapa significa luchar yo misma.

También puede ser útil visualizar lo que está sucediendo: la forma de la contracción, la dilatación del cuello del útero, la posición de la cabeza del bebé.

Estoy segura de que me ayudó mucho imaginar que a cada contracción se dilataba el útero y que eso me iba acercando a mi bebé. También escuché cómo me decías «relaja el cuello».

Aflojar la boca

Cuando tu cuerpo te envía señales de que está a punto de empezar una contracción, en vez de esperarla con resistencia y tensión, deja el cuello libre y expulsa el aire con la boca abierta, suelta y húmeda. Los músculos esfínteres, que suelen trabajar al unísono, controlan la boca, los párpados, la vagina y el ano. (Esto es algo que puedes comprobar cerrando fuertemente los ojos y observando qué pasa con los otros esfínteres de tu cuerpo). Relajando la boca, ayudas a relajar la vagina; y ésta a su vez libera la presión en el cuello del útero.

Producir deliberadamente saliva puede ayudar a seguir este proceso. La boca seca se asocia a pánico y tensión, y una boca húmeda, a un estado más relajado (un orgasmo puede producir una salivación copiosa). Producir saliva puede ser una manera de enviar al cerebro una señal de relajación. Puedes hacerlo sonriendo o incluso pensando en sonreír.

> Cada vez que sentía que llegaba una contracción llamaba a Clive para que estuviera a mi lado... Él me incitaba a que imaginara que el cuello del útero se abría como se abren las rosas. También me recordaba que mantuviera la boca húmeda, aunque yo también me acordaba de ello.

Respirar de manera natural

Si tienes el cuello relajado y la espalda alargada y amplia, la respiración se regula por sí sola, y crea el adecuado intercambio de oxígeno y anhídrido carbónico. No intentes hacer respiraciones profundas; si hinchas demasiado los pulmones, reduces el intercambio de gases, en vez de aumentarlos.

Si por alguna razón decae el ritmo del trabajo de parto e hiperventilas (exhalas e inhalas muy rápidamente), pierdes anhídrido carbónico con demasiada rapidez. Esto puede producirte una sensación incómoda, de mareo, por ejemplo. En casos extremos puede causar desmayos y sufrimiento fetal. Una buena manera de evitarlo es colocar las manos sobre la nariz y la boca en forma de copa y respirar así. También puedes usar una bolsa de papel. Tu pareja puede ayudarte a restablecer la respiración rítmica y a calmarte respirando suave y acompasadamente cerca de tu rostro.

> Durante las contracciones, exhalaba con los labios flojos y húmedos, concentrándome en la espiración, pero me encontré con que estaba hiperventilando. De modo que me concentré en observar mi respiración, que se hizo más profunda de manera natural, y en las contracciones más fuertes me concentré profundamente en mí y en mi extraordinaria experiencia.

El movimiento durante las contracciones

Puede que la mejor manera de expresarlo sea diciendo que todo lo que aprendí en nuestras sesiones de la Técnica Alexander fue la base de todo lo que hice después. Tras finalizar el trabajo de parto, Ben dijo que era como si tú, a modo de comadrona, hubieras estado allí, y eso lo resume todo. Sharon, la comadrona, quedó impresionada de que estuviéramos tan tranquilos, de que supiéramos lo que estábamos haciendo y que lo consiguiéramos... Me enfrenté al dolor bien inclinándome contra Ben y moviéndome de un lado a otro con él, bien colocándome a gatas y haciendo el movimiento de «pera». Ben me puso las manos sobre la espalda y los hombros y yo pensé en todo momento en las direcciones.

A continuación describiremos unos cuantos movimientos básicos y algunas variantes. Según nuestra experiencia, estos movimientos pueden resultar especialmente efectivos durante las contracciones de la primera etapa del trabajo de parto. Te permitirán sacar provecho de la fuerza de la gravedad mientras mantengas una buena relación de cuello, cabeza y espalda. Por otra parte, te ayudarán a soportar el dolor uniéndote a él, en vez de luchar contra él (lo cual sólo lo empeora); de este modo, contribuyes a que tu cuerpo cree sus propias endorfinas, que alivian el dolor.

Nunca lo repetiremos lo suficiente: lo importante no está en lo mucho que hagas, sino en cómo lo hagas. La cuestión no estriba en estar de pie, de rodillas o en cuclillas, sino en mantener una buena coordinación mientras se está en una posición u otra. Intenta evitar los movimientos impulsivos y entrecortados y recuerda «pensar durante la actividad».

Ahora estaba más limitada para moverme. Tenía la mano izquierda inmovilizada con el goteo en vena, y estaba muy incómoda porque no podía utilizarla para nada... A mi izquierda se hallaban los monitores: el de las contracciones y el del corazón del bebé, ambos atados a mi vientre. Podía sentarme, tumbarme, arrodillarme en la cama, o, como descubrí, inclinarme hacia delante sobre un cojín o sobre los hombros de alguien sentado en la cama... Aunque había usado todas esas posturas, esta vez no adopté ninguna... De modo que mis herramientas para el trabajo de parto eran la inhibición, la respiración, el pensamiento positivo y la visualización, y los asistentes.

El trabajo de parto es una dura tarea. Para una mujer que va a ser madre por primera vez la etapa inicial de dilatación puede ser tan lenta que puede llegar a desesperarla. ¿Se calmará alguna vez el dolor? La parturienta necesita mucho apoyo y ánimos de su pareja y de los profesionales. Después, a medida que la primera parte del trabajo de parto progresa, la mujer sufre una transformación psicológica y va ganando confianza y entra en un «nivel de conciencia más profundo».[6]

En esa etapa yo me sentía totalmente apartada de todo, incluso de Nic. Tenía siempre en la cabeza un vocecilla fastidiosa que me decía que todo era horroroso y que iba a tener que tomar algo para el dolor. Apenas podía hablar con nadie, sólo paseaba arriba y abajo por aquella pequeña habitación como una posesa... La única postura cómoda era estar totalmente vertical. El puff de apoyo me era inútil. Iba arriba y abajo, sin detenerme. De repente me sentí totalmente eufórica. Me sentí entusiasmada porque fui consciente de que estaba allí y de que controlaba lo que estaba pasando. Ahora tenía unos intervalos entre cada contracción, e incluso pude decirle a Nic que le quería, lo cual fue maravilloso. Fue una sensación maravillosa de poder abrirme emocional y físicamente.

En ese momento descubrí que estar de cuclillas era la posición más cómoda durante las contracciones... Me las arreglé para estar el resto del trabajo de parto de pie o de cuclillas, apoyada en James. Me vinieron a la cabeza imágenes de la película de Michel Odent que me dieron una gran seguridad, la idea de que esa experiencia tan abrumadora y rápida era completamente natural. Al parecer, las contracciones fueron tan fuertes durante todo el tiempo que en la gráfica del papel llegaron a lo más alto... de una manera extraña el dolor en sí era atrayente.

6. Odent, *Birth Reborn* o *Nacimiento renacido*.

Todos los movimientos descritos pueden realizarse tanto en casa como en el hospital, en el suelo o sobre la cama. Algunos de ellos son para que los hagas tu sola, otros puedes hacerlos sola o con tu pareja, a veces la ayuda de otros es inestimable.

Aunque hayas pensado tener a tu bebé en el hospital, por lo general no hay que correr para llegar allí. Puedes pasar en casa buena parte de la primera etapa del trabajo de parto. Prepara una habitación cómoda, con muchos cojines en el suelo. Un saco o una pelota de gimnasia pueden ser de gran ayuda. También necesitarás una silla, una simple silla de cocina con respaldo servirá.

Cuando llegues al hospital, asegúrate de que todo esté a tu gusto en el paritorio. Mucha gente no cae en la cuenta de que puede pedir que algunas cosas se muevan o se cambien de sitio.

Variando tu movimiento

Durante el período de dilatación es bueno cambiar de posición y de movimientos. Sentirás la necesidad de hacerlo, pues en cada posición o movimiento utilizas los músculos de manera distinta y esa variación evita el cansancio y la tensión. A cada momento experimentarás que tal o cual movimiento hace que te sientas «bien» y cómoda, dependiendo de la fase del ciclo de contracciones, la fuerza de la contracción y el grado de progreso del trabajo de parto. A veces desearás moverte enérgicamente y otras apenas podrás hacerlo.

> Me gustaría añadir lo valiosos que fueron para mí los movimientos de las prácticas. Cuando las contracciones se hacían más intensas, escuchaba cómo me decías: «No te quedes en una sola posición», y pasaba de estar a gatas a ponerme a medias cuclillas, lo cual era estupendo en los momentos en que sentía más presión hacia abajo.

Variar los movimientos contribuye además a que el trabajo de parto avance. Una función importante del movimiento es la de hacer que el bebé se coloque en su sitio, animándole a ajustarse bien a tu pelvis y al canal del parto. Dado que la posición inicial del bebé y la forma de la pelvis de la madre varían considerablemente, es imposible predecir qué movimientos serán los más efectivos, de modo que es buena idea ir probando.

Intenta ir alternando las posiciones entre una y otra contracción, pues puede que sea muy difícil hacerlo a mitad de una de ellas. Si, por ejemplo, al inicio de una contracción estás a gatas, es posible que no puedas ponerte de pie hasta que la contracción haya acabado.

Para sacar el máximo provecho a los siguientes movimientos, necesitarás familiarizarte con ellos antes de entrar en el proceso del trabajo de parto. Lo mejor es irlos practicando durante los últimos meses del embarazo. Estudia atentamente el texto y las ilustraciones; después, pide a tu pareja o a un amigo que te vaya leyendo las direcciones mientras tú intentas llevarlas a cabo (puedes también grabarlas). Practica los movimientos con suavidad y lentitud, no hay necesidad de correr.

El movimiento de «pera»

Colócate a gatas y lentamente mueve el torso hacia delante y hacia atrás; mantén el cuello libre y la espalda bien alargada y ten cuidado de que la parte inferior de la espalda no quede quebrada y hundida. Los ejes cen-

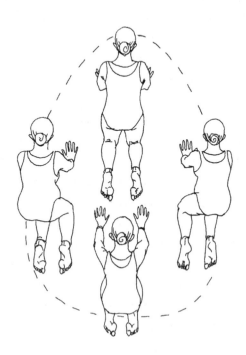

Ilust. 11. El movimiento de «pera».

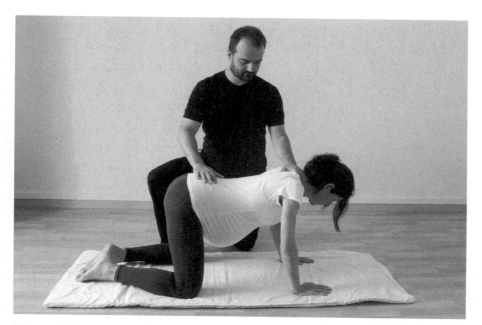

Fig. 112. Movimiento de «pera» con la ayuda de la pareja.

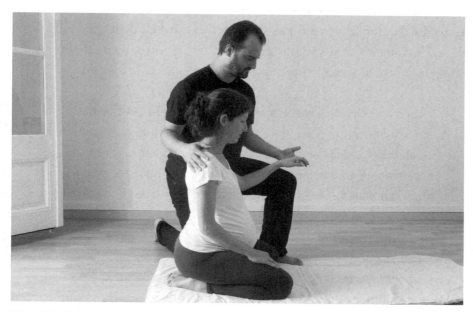

Fig. 113. Liberar tensión tras una contracción.

trales del movimiento son las muñecas, las rodillas y las articulaciones de la cadera; los codos y los hombros no deben quedar bloqueados; la pelvis no tiene que estar inclinada (ni arriba, ni abajo, ni hacia los lados), sino que debe conservar su alineación normal con la columna. El torso queda paralelo al suelo. Puedes variar este movimiento; puedes, por ejemplo, añadir al movimiento hacia delante y hacia atrás un movimiento simultáneo de costado, lo que da como resultado un movimiento de rotación del torso (*véase* Ilust. 11). Tu cabeza traza una figura ovalada en el mismo plano que la espalda. (El eje más largo de la figura oval es una extensión de la columna, y el eje más corto es paralelo a la cintura escapular). Imagina que sostienes un lápiz largo con tu boca y que dibujas la forma de una pera en el suelo.

Tu pareja puede participar en este movimiento colocando sus manos sobre tu espalda y moviéndose contigo (Fig. 112). Cuando acaba la contracción, siéntate sobre los talones y descansa un brazo sobre tu compañero (Fig. 113). Liberar la tensión de cuello y hombros tras una contracción es muy útil para restablecer la calma y la respiración.

En la primera fase del trabajo de parto, el movimiento de «pera» es reconfortante. Mientras lo realices, exhala dejando la boca suelta y húmeda. Cuando el dolor se intensifique, quizá desees moverte de manera más vigorosa. Flexiona los codos y las rodillas para que el torso quede más cerca del suelo (paralelo al suelo) y los huesos isquiones cerca de los talones.

> A cada contracción iniciaba el movimiento de «pera», lo cual hacía que me relajara con el dolor, pero tenía la sensación de que estaba empleando demasiada energía. Después de un rato, me di cuenta de que si de manera consciente liberaba el cuello justo antes de que el dolor me sorprendiera –enseguida que notaba que llegaba la contracción–, la cosa me iba mucho mejor.

Tu pareja puede moverse a veces contigo, y otras, sostenerte la cabeza para que te sea más fácil mantener el cuello alineado con la columna.

Este movimiento permite variaciones que puedes utilizar según te convengan.

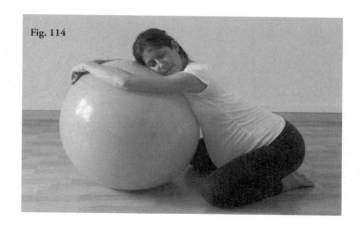

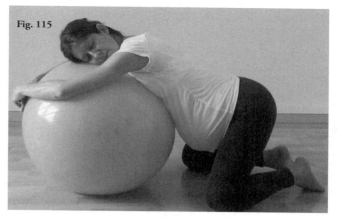

Fig. 114 y 115. Movimiento de «pera» utilizando una pelota de gimnasia.

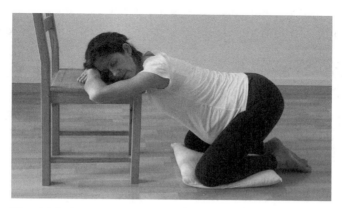

Fig. 116. A gatas con soporte de una silla.

Usar una pelota de gimnasia: La pelota de gimnasia es un instrumento muy útil en el proceso del trabajo de parto. Su superficie, firme pero elástica, y su continuo movimiento, es justo lo que necesitas. El movimiento de «pera» es muy agradable cuando lo realizas con los brazos, la cabeza y el pecho apoyados sobre la pelota (Figs. 114 y 115). El apoyo que te proporciona la pelota hace que puedas moverte de manera relajada y seguir las direcciones.

Usar una silla: En vez de quedarte a gatas, puedes realizar el movimiento de «pera» con la cabeza y los brazos sobre un puff, un cojín grande, o una silla (Fig. 116).

De cuclillas con ayuda de una puerta
Este movimiento, descrito en la página 118, puede también ayudarte a superar mejor el dolor de las contracciones. La posición de cuclillas se asocia a menudo con la segunda etapa del trabajo de parto, pero muchas mujeres descubren que es muy útil durante todo el proceso. Con ambas manos apoyadas en las manillas de la puerta, te será más fácil llevar la puerta suavemente de un lado a otro mientras te meces rítmicamente. Una vez acabada la contracción, puedes ponerte de pie o de rodillas para hacer un descanso.

En vez de usar la puerta, puedes pedir a tu pareja que te ayude a sostener tu peso. En este caso, lo mejor es que él permanezca en el mono y se balancee de lado a lado a tu ritmo. De este modo protegerá su espalda y tú estarás confiada en que él te aguanta. Cuando acabe la contracción, te ayudará a incorporarte echando un paso hacia atrás mientras te levanta.

Balancearse estando de cuclillas
De cuclillas, coloca las manos planas en el suelo frente a ti (Fig. 117). Con la cabeza dirigiendo, transfiere tu peso a las manos mientras mantienes los codos flexionados para no crear tensión en los hombros (Fig. 118).

A medias cuclillas
Si te resulta muy difícil ponerte de cuclillas, puedes realizar un balanceo similar apoyando una rodilla en el suelo.

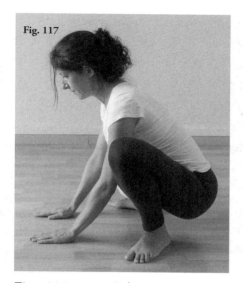
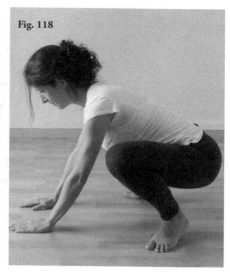

Figs. 117 y 118. Balancearse estando de cuclillas.

Con ambas rodillas en el suelo, lleva un pie hacia delante y ligeramente hacia un lado. Con la cabeza dirigiendo, realiza el movimiento de la estocada hacia delante. Puedes llevar este movimiento más hacia delante y hacia atrás, de modo que en la postura más adelantada las palmas de las manos toquen al suelo y soporten parte de tu peso, y en la postura más hacia atrás, te sientes sobre el talón.

Ve alternando de vez en cuando el lado derecho y el izquierdo. Puedes variar el movimiento, sentándote por ejemplo sobre el talón derecho y llevando el pie izquierdo más cerca del trasero, y cuando vayas hacia delante el costado derecho puede descansar sobre el muslo. Tu pareja puede moverse contigo.

Movimientos basados en el mono y en la estocada

Durante el proceso del trabajo de parto, al igual que la posición de cuclillas y de rodillas, estar de pie también tiene sus ventajas. Inclinar el torso hacia delante con el mono y la estocada facilita el proceso.

Cuando las contracciones son más fuertes, mi respuesta inmediata es la de llevar la pelvis hacia delante, cerrar la cadera y presionar la parte inferior de la espalda. Me da miedo que si dejo ceder la cadera el dolor sea mayor, tengo que inhibirme mucho y animarme a inclinarme hacia delante y a flexionar las rodillas y la cadera (el mono). Una vez lo consigo, me quedo sorprendida, el dolor disminuye, el vientre queda suspendido hacia delante sobre la faja de sus músculos y la actividad de las contracciones parece intensificarse y localizarse en el abdomen. Aun así, a cada contracción más fuerte se me presenta una batalla entre lo que quiero hacer (tensar) y lo que sé que es mejor para mí (liberar la cadera).

Estos movimientos son especialmente útiles para el bebé que está en posición posterior (algo no infrecuente: alrededor de la mitad de los bebés están en posición posterior al inicio del trabajo de parto). Como hemos mencionado anteriormente, hay evidencias de que los movimientos basados en el mono y en la estocada estimulan al bebé situado en posición posterior a girarse en la preferida posición anterior y a que flexione la cabeza.[7]

La mayoría de los movimientos que siguen incluyen a un compañero, de modo que lo mejor es practicarlos en compañía a fin de coordinar vuestras acciones.

El mono con un compañero: *primera variación*. Colócate frente a tu compañero, ambos en el mono, con los brazos apoyados en los hombros de la otra persona (Fig. 119). Durante una contracción, balancéate ligeramente de un lado a otro pasando el peso del cuerpo de una pierna flexionada a la otra (Fig. 120). Mientras te mueves, recuerda irte dando las direcciones pertinentes: la cabeza lidera, con el torso que le sigue, y la espalda alargada y ancha. El movimiento depende de las articulaciones de las piernas: no hay necesidad de torcer o inclinar la pelvis. No tenses lo glúteos. Mantened las plantas de los pies en firme contacto con el suelo e intentad moveros a la vez.

El mono con un compañero: *segunda variación*. Puedes combinar el balanceo hacia uno y otro lado con un movimiento hacia arriba y abajo, lo que hará que tu cabeza describa una forma oval. (En realidad, éste el movimiento de «pera» en la posición del mono).

---

7. L. Fenwick y P. Simkin, «Maternal positioning».

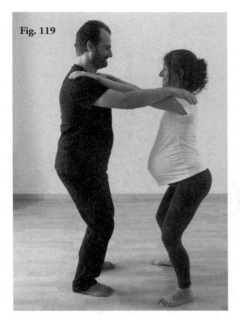
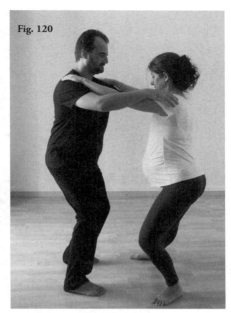

Figs. 119 y 120. El mono con un compañero.

El mono con un compañero: *tercera variación.* Si sientes que necesitas un mayor apoyo, acércate a tu pareja, coloca los brazos alrededor de sus hombros y deja que él te abrace (Figs. 121 y 122).

El mono con un compañero: *cuarta variación.* De manera alternativa, tu pareja puede situarse detrás de ti, sujetándote el abdomen, y ambos en el mono (Fig. 123). Puede estimularte los pezones, lo cual incrementa la secreción de oxitocina.

El mono con un compañero: *quinta variación.* En esta variación, adoptas una posición del mono más profunda. Para soportar tu peso, la pareja se sienta en una silla (Figs. 124 y 125). Puede descansar o darte un masaje en la espalda.

La estocada en pareja: En este movimiento –como en los que se basan en el mono–, transfieres el peso de un lado a otro, pero en vez de balancearte de un lado a otro, te mueves hacia delante y hacia atrás. El ritmo de este movimiento requiere una bien ensayada coordinación con la pareja: mientras tú vas hacia delante y pasas el peso al pie de delante, tu pareja va hacia atrás y pasa su peso a su pie más atrasado. Puedes mover la longitud de un

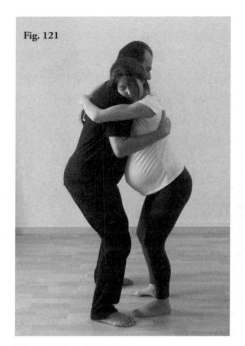 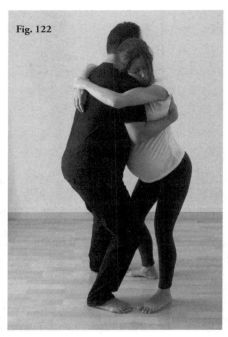

Figs. 121 y 122. El mono con un compañero (abrazados).

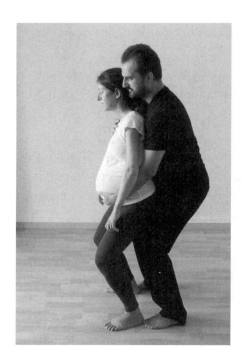

Fig. 123. El mono con un compañe-ro detrás.

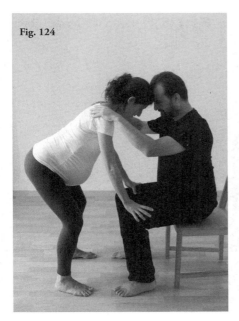
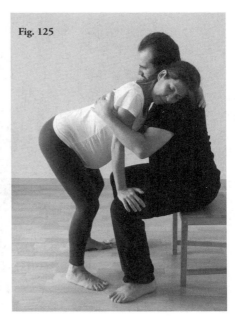

Figs. 124 y 125. El mono con el compañero sentado en una silla.

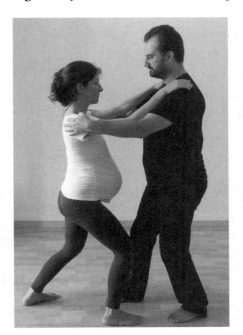
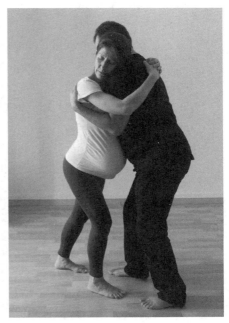

Fig. 126. La estocada con un compañero.

Fig. 127. La estocada con el compañero (abrazados).

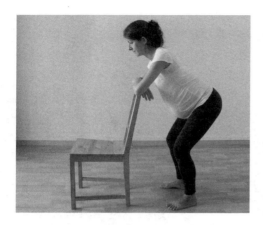

Fig. 128. El mono inclinada sobre una silla

brazo y del otro (Fig. 126), o bien, si necesitas apoyar más tu peso sobre la otra persona, puedes acercarte más (Fig. 127).

> La estocada es muy poderosa (durante las contracciones)... cuando la contracción acaba, llega una sensación de calma. Es muy importante llegar al centro del dolor –yo lo visualizaba como el vórtice de un ciclón–. La mente trabaja así y el cuerpo responde con unos movimientos que pueden ser violentos. Los movimientos son eróticos, como al hacer el amor. De hecho, cuando tu pareja está bien cerca, como si estuviera «bailando» contigo, puede ser una experiencia engañosa para ambos. Erótico, sexual, cuando no –para mí–, ¡orgásmico! Creo que una mujer debe confiar en su propio cuerpo y dejarse llevar... Tenemos que confiar en el poder de nuestros cuerpos, si los dejamos, funcionan por sí mismos de un modo maravilloso.

El mono y la estocada: En vez de apoyarte en tu pareja, puedes utilizar un mueble o una pared (Fig. 128).

Crea tus propias variaciones

Utiliza tus conocimientos de la Técnica Alexander para ser creativa: podrás inventar más variaciones de los temas básicos y movimientos nuevos.

Si en un momento dado no puedes o no quieres moverte mucho durante una contracción, adopta cualquiera de las posiciones que hemos descrito. Si no estás a gatas, inclina el torso hacia delante, girando sobre las articulaciones de la cadera. Por ejemplo, si estás sentada, inclínate hacia delante y apóyate en tu pareja o en algún mueble. Proponte conseguir una postura amplia y libre y céntrate en la exhalación para prevenir aguantar la respiración.

F. M. Alexander dijo:

> He descubierto que, en el proceso de adquirir una dirección consciente del uso del cuerpo, mis alumnos desarrollan un mayor nivel de conciencia sensorial o de reconocimiento de lo que están haciendo usándose a ellos mismos, de modo que cuando llevan a cabo un curso o una actividad poseen un criterio interno que les permitirá evaluar si lo que están haciendo es correcto o no respecto a lo que se proponen.[8]

Alexander hizo hincapié en que esta habilidad adquirida es especialmente valiosa en las «reacciones al estímulo de lo desconocido».

Utilizar el tiempo entre las contracciones

La primera etapa del trabajo de parto puede alargarse, y necesitarás conservar tu energía y mantener un equilibrio entre los períodos de descanso y actividad. No te olvides de beber y de comer (Apéndice 1), y recuerda también que debes vaciar la vejiga.

Entre las contracciones, date un descanso o emprende alguna actividad suave. En la primera fase, por ejemplo, quizá te apetezca dar un paseo.

> Mi hermana vino a verme y juntas empezamos a andar por las calles de West Hampstead. Recuerdo aquel paseo con claridad, y siempre lo recordaré. Debimos caminar kilómetros y más kilómetros, y hablamos y hablamos. Hacía una tarde preciosa e incluso West Hampstead se veía bonito... Cuando ya estábamos llegando a casa empecé a sentir auténticas contracciones: no eran demasiado dolorosas, pero supe que ahí estaban. Al llegar, mi hermana (que es comadrona) me aconsejó que fuéramos ya a la habitación... me di un baño y llegó el médico.

---

8. F. M. Alexander, *The Use of the Self*, Centerline Press, 1984, p.113.

Era, o a mí me lo parecía, totalmente irreal: todos nosotros sentados en la sala, yo, el médico, mi hermana y mi marido, tomando café.

Es posible que después no te apetezca caminar o andar a gatas, como se describe en las páginas 107 y 110, entonces puedes practicar la relajación activa. Si estás en casa, puedes disponer de todo el espacio que quieras. En el hospital te puede ser útil una esterilla (puede ser una buena idea llevar una contigo, por si acaso no hay en el hospital).

A medida que el trabajo de parto progrese, necesitarás descansar más. Lee los fragmentos sobre el descanso de las páginas 124-126, la mayoría de los cuales pueden aplicarse a la relajación entre las contracciones.

Puedes descansar sobre una pelota de gimnasia, un saco o una silla; quizá te apetezca tumbarte de lado o en la posición del bebé. La ventaja de la pelota de gimnasia es que su movilidad te permitirá mantener la tonicidad muscular mientras descansas.

Si descansas sentada, inclina un poco el torso hacia delante y apóyate en tu pareja o sobre un mueble, de este modo te será más fácil mantener una buena relación entre el cuello, la cabeza y la espalda y alargar esta última. Quizá prefieras, de manera alternativa, sentarte a horcajadas en una silla de cocina, de cara al respaldo y apoyada en ella. Cuando te sientes, la presión sobre los huesos isquiones hace que la salida de la pelvis se ensanche.

Si optas por descansar tumbada, puedes tener suerte y echarte una cabezadita. Mientras descansas quizá te apetezca que tu pareja te haga un masaje.

Masajes

En muchas culturas se utilizan los masajes durante el embarazo y el parto. Muchos modernos defensores del parto natural aconsejan los masajes corporales durante el embarazo de manos de la pareja, pues además de mostrar ternura, amor y cuidados, crean un vínculo entre padre e hijo.[9]

Si bien los masajes no forman parte de la técnica Alexander, pueden combinarse con los movimientos que se recomiendan en este libro, como un medio más para liberar tensiones.

---

9. J. Roeber, *Shared Parenthood*, Century, 1987, p.18.

Cuando tu pareja te masajee, debe prestar atención a su propio cuerpo y utilizarlo tan bien como pueda: un buen masaje se da con todo el cuerpo, no sólo con las manos. Sus manos serán más efectivas cuando sus movimientos formen parte del movimiento general del cuerpo. Debe tener buen cuidado de no lastimarse la espalda. El mono, o la estocada –con los pies separados– le permitirán moverse con mayor flexibilidad y evitar la tensión y la fatiga. Si trabaja en el suelo, se sentirá más cómodo –y por consiguiente te masajeará mejor–, si se sienta o se arrodilla sobre un cojín, flexionando la cadera y las rodillas, no la espalda.

Quizá te guste el uso de aceite para el masaje. Existen unas mezclas aromáticas que se suelen recomendar para utilizar durante el embarazo y el trabajo de parto y que se encuentran en las farmacias, pero cualquier buena loción corporal será útil. El aroma del aceite crea una atmósfera personal y elimina los olores de hospital, además de que algunos de esos aceites tienen propiedades curativas.

Durante las contracciones, puede que te apetezcan unos masajes vigorosos en las piernas. Para ayudar a la circulación sanguínea, los masajes ascendentes se harán con más presión, y los descendentes más ligeros, incluso con el dorso de la mano. A muchas mujeres les agrada especialmente sentir durante las contracciones algo de presión sobre la parte inferior de la espalda y el sacro. La presión puede proporcionarla el propio peso del cuerpo de la pareja, más que los músculos de los brazos; las manos deben estar relajadas.

Entre contracciones, el masaje será más suave para ayudar a la relajación (Fig. 129), y si el masaje te ayuda a dormitar un minuto o dos, mucho mejor.

Utilizar una pelota pequeña para masajear es muy placentero y relajante (Fig. 130). Tu pareja puede hacer rodar la pelota con movimientos circulares, empezando, por ejemplo, por el pie izquierdo. Después, ira rodando en círculos ascendentes por la pierna izquierda, luego por las nalgas y después a lo largo de la columna. La presión del masaje puede variar, pero es mejor no ejercer demasiada sobre la columna. Después, la pelota puede dirigirse hacia el hombro, el brazo y la palma de la mano izquierda ayudando a que ésta se abra. A continuación, puede empezar por el pie derecho.

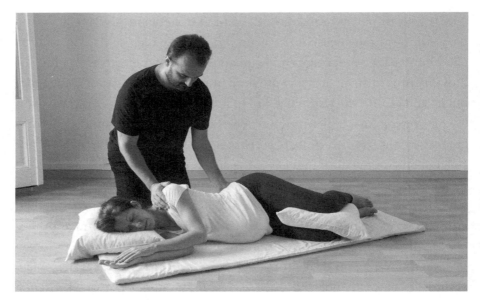

Fig. 129. Un masaje suave.

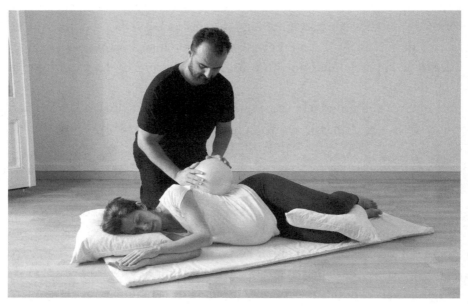

Fig. 130. Masaje con una pelota.

Nos fuimos a la sala de estar, no me apetecía ya sentarme en la silla, sino a gatas, y de vez en cuando descansaba la cabeza en un cojín grande. Graham me masajeó la espalda y los pies con una pelota de masaje mientras yo descansaba sobre el costado y escuchábamos la grabación *Spem in Alium*, del compositor Thomas Tallis.

Puede que no te gusten que te masaje en el cuerpo, pero sí los masajes en los pies. Incluso estando en una habitación caldeada, los pies pueden estar fríos y un masaje los calentará.

Otra posibilidad: una sencilla caricia de la mano de tu pareja puede ser lo que prefieras. Una mano fresca sobre la nuca puede ser muy relajante, aunque algunas mujeres no desean que las toquen en modo alguno.

Necesitaba además el contacto de unas manos: si no hubiera tenido unas manos sobre mí durante las contracciones más intensas, me habría sentido abandonada, aunque siguieran en la habitación, hubiera sido como si no les importara, como si no me comprendieran.

El uso del agua en el trabajo de parto

Debido en gran parte a las ideas de Michel Odent,[10] la inmersión en el agua durante el trabajo de parto ha ganado un reciente interés. Incluso antes de que este método se pusiera de moda, muchas mujeres utilizaban el baño o la ducha para relajarse: sumergirse en agua a temperatura corporal tiene un efecto calmante, y hay pruebas de que estimula el progreso del trabajo de parto. La ventaja que tiene una pequeña piscina sobre una bañera ordinaria es que permite una mayor libertad de movimientos. En los últimos años, muchos hospitales han introducido unas piletas (piscinas de parto) especiales en sus salas de paritorio. Para los partos en casa, pueden alquilarse unas piletas portátiles especiales para la ocasión.

---

10. Resumido en M. Odent, *Water and Sexuality*, Arcana, 1990.

Si utilizas una pileta, cualquier beneficio que ésta aporte se verá incrementado por el buen uso que hagas de tu cuerpo, el buen uso del cuerpo es tan importante dentro del agua como fuera de ella. Debes evitar los movimientos bruscos, y sobre todo arquear excesivamente la zona lumbar y torcer la columna.

Algunos de los movimientos que hemos descrito pueden realizarse estando parcialmente sumergida; de hecho, arrodillarse y ponerse de cuclillas resulta más fácil.

La transición

La transición de la primera a la segunda etapa del trabajo de parto no está claramente definida, y puede tener varias formas. Es posible que no experimentes ninguna transición clara, sino que de improviso sientas un impulso irresistible e instintivo de empujar casi en el mismo momento en que el cuello del útero se ha dilatado por completo. Por otra parte, es posible que haya una tregua entre el final de la dilatación y el inicio de ese impulso.

Últimamente se ha sabido que una tregua entre una etapa y otra no significa necesariamente que algo vaya mal. No hay que aconsejar a la embarazada que empuje antes de que sienta esa necesidad imperiosa. (Sería una intervención semejante a la de intentar forzar a los intestinos a que se muevan apretando antes de que se dé una acción refleja instantánea).

Si experimentas una tregua, deja que suceda tranquilamente. Tómatelo con calma y descansa, inclina ligeramente el torso sobre una silla o un saco grande, o mejor aún, sobre una pelota de gimnasia (como la mostrada anteriormente). Disfruta del suave movimiento rodante.

> En las contracciones se hizo una tregua. Me incliné sobre el banco y me quedé aletargada, relajada, tranquila y feliz. Después llegó el inconfundible deseo de empujar.

La experiencia común en la dilatación es que llega un cambio tan espectacularmente físico y emocional en que se nota que está a punto de llegar al clímax. En ese momento, las contracciones son más intensas y más seguidas: a veces tienes dos o tres contracciones con apenas tiempo de respirar entre ellas. Eso puede ir acompañado de temblores o incluso vómitos. Los cambios físicos pueden ser extraños y manifestarse con un comportamiento inusitado. Hay mujeres que han empezado a vestirse, han dicho que ya tenían suficiente y que se iban a casa; otras de momento se han sentido disgustadas o muy enfadadas; mientras que otras empiezan a gritar de un modo que incluso ellas mismas se sorprenden. Es posible que sientas un impulso prematuro de empujar, lo cual es más probable si el bebé estaba antes en posición posterior y ahora ha completado el giro, ejerciendo presión en el recto de la madre. Otra causa común es un labio anterior: el útero se ha dilatado de manera irregular y deja una «doblez», un pliegue de piel frente a la cabeza del bebé.

Puede decirse que la urgencia de empujar es prematura cuando no es imposible resistirse a ella. En este caso, empujar puede dañar el cuello del útero.

Alrededor de la una, tuve una necesidad imperiosa de empujar. Phyllis me volvió a examinar, pero sólo estada dilatada 9,5 centímetros. Esa etapa me pareció difícil. Clive estaba arrodillado frente a mí, yo estaba a gatas sobre la cama... intenté tumbarme de lado para librarme de la urgencia de empujar, pero me dolía mucho.

La etapa de transición parecía que no se iba a acabar nunca, sin embargo, sólo duró unos treinta minutos. En esos momentos sentía mucho frío, aunque estaba sudando muchísimo y las piernas me temblaban.

El uso del cuerpo durante la transición

Todos los movimientos que hemos descrito para las contracciones de la primera etapa pueden ser muy útiles durante la transición. Cuando estés en el proceso del trabajo de parto podrás saber cuál de ellos son los más apropiados a tus propias circunstancias. A continuación, mencionaremos tres técnicas adicionales que son especialmente relevantes en la transición.

«aaah» susurrada y vocalizada

Aquí es cuando puedes hacer buen uso de la práctica de la «aaah» *susurrada* (*véanse* las páginas 91, 92 y 127). Puedes añadir también la vocalización, de manera que el sonido «ahhhh» sea más alto, más un grito que un susurro. Es una buena manera de quejarse con estilo, y sin dañarse las cuerdas vocales.

> Prorrumpir sonidos fue algo inestimable para mí, descubrí que emitir un sonido bajo y profundo me ayudaba muchísimo, también a mantener los labios relajados.
> Recuerdo que me aconsejaron que no me preocupara por los quejidos o los gritos que diera (siempre que no gastara energía haciéndolos), y lo cierto es que es algo verdaderamente liberador, aunque en Inglaterra se acostumbra a animar a la gente a «sonreír y aguantar». ¡Yo aquel día ejercité bien la voz!

Respirar

Si te invaden unas ganas enormes de empujar, puedes controlarlo exhalando superficialmente con la boca suelta y húmeda, como si intentaras apagar muchas velas pero de una en una. No permitas que la cabeza vaya saltando en la dirección en la que soplas, pero mantén el cuello libre, las cabezadas bruscas te harán sentir cansada y tensa. No te preocupes por las inhalaciones, ellas mismas se regulan. Si durante los soplidos no tensas los músculos, sino que los mantienes liberados, de manera automática inhalarás el aire suficiente para el siguiente soplido, de modo que podrás seguir soplando sin quedarte sin aire.

La posición rodillas-pecho

Si tienes un labio anterior en el cuello del útero, la mejor posición durante las contracciones es la de rodillas-pecho (Fig. 87). Respira a la vez con suavidad soplando del modo descrito anteriormente.

Cuando una contracción haya finalizado, siéntate sobre los talones o cambia a la posición de cuclillas o semicuclillas. Cuando se logra alternar la posición de este modo se posibilita que durante las contracciones disminuya la presión sobre el cuello del útero y se incremente entre una y otra contracción. Como resultado, el pliegue puede desaparecer. (Si la comadrona encuentra un pliegue cuando realiza un examen, puede alisarlo manualmente).

La posición rodillas-pecho puede ser también provechosa para contrarrestar la urgente necesidad de empujar y para desacelerar un trabajo de parto demasiado rápido.

> Cuando estaba 7 centímetros dilatada, tenía un pliegue anterior y sentía una necesidad enorme de empujar, y automáticamente me puse en la posición cabeza hacia abajo y nalgas hacia arriba.

Los ánimos y la confianza de tu pareja y de quienes te rodean —«¡ya casi has acabado!»— te ayudarán a superar una transición difícil, y también sirven de apoyo físico, pues una actitud negativa puede hacer que te hundas. Quizá desees que tu pareja te evoque imágenes placenteras, especialmente de flotar en el agua. Por otra parte, puedes querer que te describan lo que está sucediendo. La risa en estos momentos puede ser un tónico maravilloso; si tu pareja o la comadrona saben hacerte reír, eres muy afortunada. Pero, si prefieres que se queden callados, no dudes en decírselo.

> Levanté la cabeza y miré a Brian a los ojos. Le dije: «Brian, ya no puedo más ¿no hay otra manera de hacerlo?». Lo que yo quería decir era: «Necesito ayuda, quizá me aconsejen una cesárea», lo cual en ese momento me hubiera parecido una buena idea. Todo el mundo se quedó callado.
>
> Después Brian me dijo: «Podríamos haber adoptado un niño, pero ahora ya es demasiado tarde». Todos se echaron a reír, yo no entendí muy bien el chiste, pero me reí también. Media hora más tarde ya había nacido nuestra hija.

La segunda etapa

El impulso de pujar se desencadena cuando el bebé presiona con la cabeza el suelo pélvico. Esto es algo que estimula las terminaciones nerviosas del perineo y se consigue de este modo mandar un mensaje a la glándula pituitaria de la base del cerebro. La glándula, por medio del torrente sanguíneo, emite un mensaje hormonal al útero y se crea una imperiosa necesidad de empujar.

Una vez más se ponen en marcha varios procesos sincronizados. El útero continúa contrayéndose y ahora también se retrae rápidamente. Al mismo tiempo, la cabeza del bebé empieza a desplazarse por el canal del parto, su cuello se extiende, la cabeza gira, y una vez sale y rota deja que los hombros también salgan después.

La segunda etapa puede durar unos minutos o unas pocas horas.

> Las dos o tres últimas contracciones antes de entrar en la sala de partos fueron muy duras, me hicieron gritar mucho, lo cual asustó a Dan, pero de hecho fueron más soportables que las de la primera etapa. Eso fue lo que realmente me sorprendió de mi trabajo de parto: la segunda etapa fue casi placentera en relación a la primera. Por suerte, dilaté bien y no tuve que resistirme a la urgencia de empujar, de modo que me rendí totalmente a ese reflejo. Sólo al cabo de hora y media de llegar al paritorio, Tycho salió catapultado sobre la cama.
>
> Mi segunda etapa del trabajo de parto duró sólo doce minutos, y las comadronas me animaron maravillosamente. Aún impresionada y aturdida, mi hija recién nacida, de 2,700 kilos de peso, estaba en mis brazos. Ni ella ni yo lloramos, tan sólo nos miramos con curiosidad una a la otra y nos dijimos un tranquilo y silencioso «hola».

El cambio hormonal te prepara para que empujes: es posible que sientas una ola de energía debida a un mayor nivel de adrenalina en el flujo sanguíneo. La naturaleza de las contracciones también cambia: pueden espaciarse más y las ganas de empujar pueden aparecer varias veces en cada contracción. Prepárate a sentir una especie de escozor o quemazón (que puede ir seguido de cierto aturdimiento) cuando la cabeza del bebé estira los músculos de la vagina.

La comadrona me decía cuándo tenía que empujar y cuándo debía parar. El perímetro de la cabeza del bebé es grande y al pasar me desgarraba la vagina –una desagradable sensación de quemazón–, pero la cabeza sale con el perineo intacto. El resto ya es fácil. ¡Es un varón grande y muy feo!

El uso del cuerpo en la segunda etapa

Además de facilitar el proceso del trabajo de parto y ayudar a soportar el dolor, el buen uso del cuerpo puede también prevenir o minimizar los desgarros en el perineo.

Si adquieres una mayor conciencia del trabajo del cuerpo podrás comprender mejor las señales que te envía y responder a ellas. También podrás permitir que el impulso de empujar suceda de manera espontánea.

Finalmente, había dilatado por completo y el bebé se había dado la vuelta. Dejaron que empujara de verdad, me incitaron a ello, a veces sin estar en sincronía con las contracciones: esperaban que empezara demasiado pronto y siguiera después que la contracción hubiera acabado. Y eso hizo que fueran menos efectivas. En realidad, tendrían que haberme animado a inhibir el deseo de empujar y hacerlo cuando realmente era necesario –lo cual intenté, a pesar de sus gritos, pues lo encontraba más efectivo–. Logré unos buenos empujones, ignorándoles e inhibiéndome, y el bebé apareció por el canal del parto.

Tenía la confianza en que debía empujar mucho antes de que la comadrona pensara que era el momento de hacerlo. Debió de ser lo correcto, pues Stephen fue un niño grande, pesó 4,167 kilos, con una cabeza grande y yo no me desgarré. Durante las contracciones, la cabeza estuvo un buen rato saliendo un poco y volviendo a escabullirse, pero finalmente emergió perfectamente. Apenas lloró, parecía muy tranquilo. Yo me sentí eufórica, sólo me dieron un punto, y pude darme una ducha y, de inmediato, sentarme cómodamente.

Ilust. 12-14. Estos dibujos muestran tres fases de la segunda etapa del trabajo de parto. En el primero, puede verse la cabeza del bebé a través del canal del parto. El segundo muestra la cabeza del bebé «coronada»: en este punto el niño se libera y empieza a nacer. En el tercero, los hombros empiezan a salir.

Puedes seguir el progreso del nacimiento trazando una línea imaginaria entre la parte superior de la pelvis de la madre y el final de su hueso púbico. En la primera ilustración la cabeza está empezando a girar. En la segunda, la cabeza está prácticamente libre de los huesos pélvicos y sigue girando; la parte de detrás de la cabeza se arquea sobre el hueso púbico de la madre.

En la primera etapa del trabajo de parto, el bebé estaba encarado hacia uno de los lados de la madre, pero ahora está mirando hacia su columna vertebral.

Puesto que la vagina no está directamente bajo el borde pélvico sino inclinada casi en ángulo recto, el bebé necesita realizar un movimiento en curva, algo así como un pie introduciéndose en una bota.

Una vez que la cabeza queda liberada, vuelve a rotar unos 90 grados de modo que queda hacia un lado. El cuerpo gira siguiendo a la cabeza, y después sale un hombro (*véase* la tercera ilustración) y luego el otro.

Observa cómo el coxis de la madre se aparta hacia atrás para dejar una vía más ancha. La parte superior del útero se sigue replegando hacia abajo y hacia la columna.

Cuando la cabeza del niño está a punto de salir, la vagina se ensancha para permitir su paso.

Ilust. 12

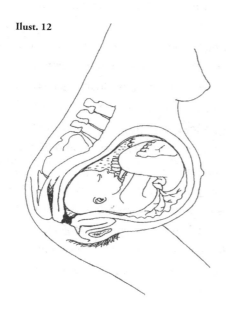

Ilust. 13

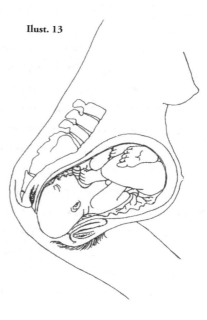

Ilust. 14

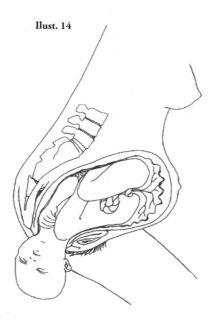

Movimiento durante el empuje hacia abajo

Elizabeth Noble, puntera educadora perinatal y fisioterapeuta, señala:

> Cuclillas es una de las posiciones más funcionales en el parto. Según los estudios realizados en Suecia por el Dr. Christian Ehrstrom, cuando una embarazada se coloca de cuclillas la salida pélvica alcanza su mayor amplitud, aumentando de uno a dos centímetros... La contracción de los músculos abdominales es muy eficaz estando de cuclillas, pues se encuentran a media posición de su extensión. Y la gravedad no sólo proporciona una fuerza adicional desde arriba sino que no hay fuerza que la contrarreste desde abajo. La vagina se acorta y se ensancha, y la madre tiene que esforzarse menos en abrirse y dejar que el bebé salga a su propio ritmo... Las mujeres que paren en cuclillas por lo general lo hacen sin necesitar ninguna ayuda manual. La gravedad y el espacio libre alrededor del perineo permiten que las maniobras de rotación del niño se realicen de manera espontánea.[11]

A ello deseamos añadir que a fin de sacar el máximo provecho a la fuerza de gravedad, el canal del parto debe señalar hacia abajo. Esto significa que las posiciones preferidas son aquellas en las que el torso de la mujer queda bien inclinado hacia delante. Si, por ejemplo, estás de cuclillas, evita ponerte en esta postura con el torso recto, pues de ese modo se ejerce demasiada presión en el suelo pélvico y el riesgo de desgarro aumenta. Inclínate hacia delante de modo que la abertura quede hacia abajo, y apóyate en alguien o algo.

Puedes colocarte de cuclillas de diferentes formas: desde el mono muy acentuado, a la posición completa de cuclillas. Tu pareja te ayudará mucho sujetándote, puedes ponerte frente a él y sujetarte abrazándole el cuello, o bien él puede situarse detrás de ti y sujetarte por debajo de los brazos. En cualquier caso, él deberá protegerse la espalda adoptando el mono (Figs. 131 y 132). Otra alternativa es la de sostenerte en los hombros de tu pareja y de un amigo a cada lado.

---

11. E. Noble, *Chilbirth with Insight*, Houghton Mifflin, 1983, pp. 77ff.

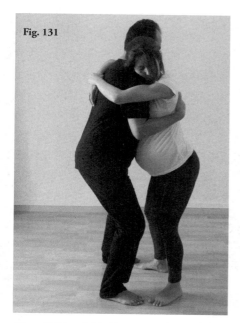 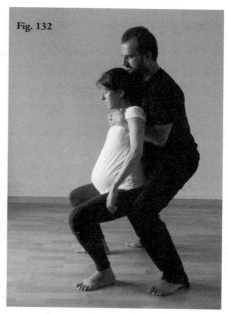

Figs. 131 y 132. Posición de cuclillas con soporte.

Muchas mujeres occidentales consideran más fácil arrodillarse que ponerse de cuclillas. Si lo prefieres, puedes arrodillarte en el suelo, con tu pareja sentada frente a ti, apoyando sobre él la parte superior del cuerpo (Ilust. 15). Si te pones de rodillas en una cama, puedes sujetarte en el cabecero de la misma, o cerca del borde de la cama puedes colocar los brazos alrededor de los hombros de tu pareja.

Si estás a gatas (ya sea en el suelo o en la cama), puedes ayudarte de dos personas mientras tú empujas (Fig. 133).

Es buena idea practicar todos estos movimientos anticipadamente con tu pareja.

Cuando llegué a la sala de partos, supe que las pulsaciones del bebé estaban bien y que la cabeza ya se encontraba en el perineo. En ese momento entregué toda mi confianza al médico y a las comadronas. Por primera vez no soy yo la que estoy al cargo y estoy tumbada de espaldas. Las contracciones han disminuido y ya no tengo ganas de empujar. Pregunto varias veces si puedo ponerme a gatas y amable-

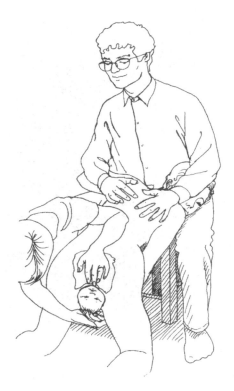

Ilust. 15. De rodillas para dar a luz.

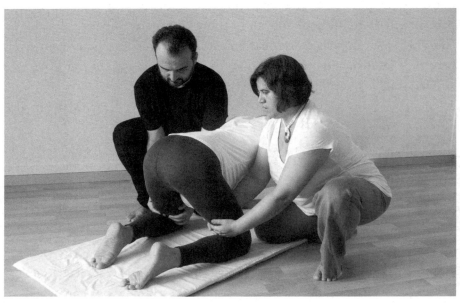

Fig. 133. De rodillas con la ayuda de dos personas.

mente me quitan la idea de la cabeza, las comadronas no acaban de verlo adecuado. Tengo ganas de empujar, pero ni siquiera siento las contracciones ni las deseo. Las comadronas parecen sorprendidas de mi aparente dificultad. Descanso un poco y decido ponerme de nuevo al frente de la situación. Insisto en ponerme a gatas. Las contracciones empiezan inmediatamente y con fuerza: una vez más noto que la actividad está localizada alrededor de mi vientre. Ahora puedo empujar; siento las contracciones trabajando y la resistencia del bebé, sé que ahora estamos en el buen camino.

En la segunda etapa del trabajo de parto, estuve de cuclillas en la cama, con un montón de cojines para poder apoyar la cabeza. Antony me ayudaba humedeciéndome la frente y la cara con una toallita húmeda. Las contracciones que había sentido en la primera etapa habían cesado. Recuerdo esta etapa con grandes períodos de calma, interrumpidos por una tremenda contracción de mi cuerpo intentando sacar a Stephanie. Lo describo como una fuerza no conscientemente inducida; no podía hacer otra cosa que expresar verbalmente la sensación de empujar. En ese momento me preocupaba no dejar que ningún pujo fuera demasiado fuerte o demasiado rápido, que me causara algún desgarro, de modo que intentaba desesperadamente tener cierto control. No sé cuántos «pujos» fueron en total, pero recuerdo que después de uno de los últimos, creí que la niña ya había salido, y me quedé sorprendida al saber que no había sido así. Pero, finalmente, llegó a las 7,57 de la mañana: ¡una niñita perfecta!.

No podía evitar empujar: la urgencia de hacerlo era muy fuerte, compulsiva. Yo estaba de rodillas, abrazando a mi marido. Sentía como la cabeza iba bajando, casi como si su propio peso controlara la velocidad del movimiento. Intenté relajarme y dejar que sucediera con suavidad. Me puse a gatas, el cordón umbilical rodeaba el cuello del bebé. «¡No empujes!». Me entró el pánico: «¡Oh, pequeña, mi pequeñita! Tengo que hacer todo lo que me digan para no lastimar al bebé». «Ahora, un buen empujón, lo más fuerte que puedas». Lloró y supe que estaba viva. «¿Puedo tomarla en brazos?» Poco a poco empezó a tener color.

«Me dieron al bebé, yo estaba medio de pie, inclinada sobre Ben. Sharon (la comadrona) me aplicaba un antiséptico muy frío en las almorranas (detalle escabroso), lo cual fue estupendo pues las tenía muy mal. Como estaba apoyada sobre Ben, él pudo sentir cómo nacía el bebé. Traerle al mundo fue para mí una experiencia emocional extraordinaria, algo imposible de describir».

Soltar **arriba** para empujar hacia **abajo**

Como ya hemos comentado anteriormente, la necesidad urgente de empujar hacia abajo que sobreviene durante la segunda etapa es involuntaria, y por lo tanto es difícil practicarlo de antemano. Lo mejor que puedes hacer es prepararte mentalmente y comprender el proceso, de manera que cuando llegue ese momento sepas reaccionar a las señales que te manda tu cuerpo.

Empujar hacia abajo no significa tirar de ti misma hacia abajo. Por el contrario, el mejor modo de hacerlo es manteniendo la cabeza hacia arriba y hacia delante, y la espalda alargada, oponiéndote al empuje hacia abajo (en algunas sociedades «primitivas» la mujer lo consigue colgándose de algún objeto o de una cuerda. Visualiza las dos cabezas (la tuya y la del bebé) separándose una de la otra.

Gran parte del trabajo lo realiza la acción involuntaria del útero. Para ayudarle, respira libremente, evita contener la respiración y no te tenses. Al exhalar, siéntete libre de vocalizar, de gritar, incluso. Aquí te será muy útil una vez más las prácticas de «aaah» susurrada y vocalizada. Para proteger las cuerdas vocales, a la vez que relajas la vagina, mantén la voz en un tono bajo, permítete rezongar y gemir, más que chillar.

Cuando la cabeza del bebé empieza a salir, los músculos del suelo pélvico deben estirarse. Exhalando libremente, con la boca bien abierta, permites que esos músculos se relajen y se estiren de manera efectiva, minimizando así cualquier lesión en el perineo.

La necesidad de desatascar mis intestinos era casi incontrolable y grité: «¡Voy a cagar!». Cuando el médico me examinó me dijo que ya estaba totalmente dilatada... y que podía empujar para que saliera el bebé. Yo dije: «Tengo que incorporarme». Chris me ayudó a ponerme de rodillas y a apoyarme en él. Empujé y sentí un dolor increíble. La comadrona me dijo: «No grites al empujar, estás tensa, relájate y empuja o te vas a desgarrar». Me las apañé para dejar de gritar y me concentré en empujar... Al dejar de gritar el dolor se hizo más soportable, vi con claridad que había estado frenando el proceso inconscientemente.

No podía creérmelo. Tres horas de trabajo de parto y ni un solo desgarro. Estoy segura de que fue gracias a las friegas de aceite de almendra que llevaba dándome desde hacía seis semanas sobre el perineo.[12]

Cuando las contracciones empezaron a ser más fuertes, me desinhibí y di rienda suelta a las cuerdas vocales... me encaré a la pared y me agarré al final de la cama mientras estaba de rodillas. Tuve una contracción y rompí aguas con una fuerza considerable. Después de dos o tres contracciones más y de hacer mucho ruido, puse una mano entre las piernas y noté la cabeza del bebé.

La tercera etapa

La tercera etapa del trabajo de parto se inicia en el momento en que el bebé nace, y finaliza con la expulsión de la placenta y de las membranas del útero. Puede durar de unos minutos a una media hora. Y, una vez más, pueden suceder varias cosas a la vez. Ahora describiremos el curso fisiológico natural de esta tercera etapa.

Una vez que el bebé ha nacido, el útero se contrae y se retrae rápidamente. Cuando la zona en la que la placenta está sujeta se reduce a casi la mitad de su tamaño original, la placenta empieza a despegarse, primero por el centro y luego por el borde. En este momento adquiere la forma de una gran flor cerrada, con el cordón umbilical a modo de tallo.

Cuando la placenta se despega, la sangre de la madre se empuja hacia las venas de las paredes del útero. A medida que las venas se congestionan,

---

12. Debemos puntualizar que esta práctica no forma parte de la Técnica Alexander, pero en cambio es usualmente bastante útil. Puede utilizarse cualquier aceite.

se estrangulan y los vasos terminales quedan sellados por los músculos que rodean al útero, que actúan como «ligaduras vivas», gracias a lo cual el sangrado de la madre es poco importante. (Generalmente, la cantidad de sangre que se pierde queda en la «flor cerrada» de la placenta).

Mientras sucede todo esto, el cordón umbilical sigue latiendo y bombea sangre al niño desde la placenta, la cual se encoge más como resultado de ello. La placenta se desprende y cae entonces en la parte inferior del útero y arrastra las membranas con ella.

Una tercera etapa intervenida

Es extremadamente importante no confundir el proceso intervenido de la tercera etapa (nos referimos a una intervención tanto médica como farmacológica) con el proceso fisiológico natural, pues el papel de la madre es bastante diferente en cada uno de ellos.

En la mayoría de los países occidentales es casi un procedimiento estándar poner a la embarazada una inyección de sintometrina tras la salida del primer hombro del bebé. Esto se realiza a fin de reducir el riesgo de hemorragia acelerando la expulsión de la placenta. Esta intervención es objeto de controversia dado los posibles efectos secundarios de la misma.[13]

Si decides no aceptar la sintometrina, lo mejor es que durante la tercera etapa te tumbes de costado. El cordón debe pinzarse y cortarse inmediatamente después de nacer el niño, y el médico o la comadrona deben extraer suavemente la placenta, lo cual es más seguro hacerlo si estás tumbada de lado. Pero no tienes por qué quedarte derrumbada y pasiva, date las direcciones precisas y respira normalmente.

El uso del cuerpo durante la tercera etapa natural

Es importante estar incorporada, con el torso ligeramente inclinado hacia delante. La placenta deberá salir simplemente de la vagina por su propio peso. De no ser así, puedes ayudarla empujando durante las contracciones.

---

13. Para más datos sobre la sintometrina: S. Inch, *Birthrights,* Greenprint, 1989. Y Priest, *Drugs in pregnancy and childbirth.*

La mejor manera de facilitar la tercera etapa es coger en brazos a tu bebé inmediatamente después de nacer y mantenerlo muy cerca de ti. Colocar al bebé al pecho, o en contacto con la piel, estimula la liberación de la oxitocina, la cual a su vez estimula la contracción del útero y contribuye a la separación y expulsión de la placenta.

Cuando el cordón umbilical deja de latir, ha llegado el momento de pinzarlo y cortarlo.

La niña se acurrucó y encontró confort en el calor de mi cuerpo. No me administraron sintometrina, no hubo tiempo ni de pensar en ello, la placenta salió siete minutos después del bebé. No hubo ninguna complicación.

Me lo puse al pecho y lo contemplé mientras esperaba que saliera la placenta. Tardó unos cuarenta minutos, y después ya pudimos cortar el cordón. Aunque las comadronas dijeron que era mucho tiempo, a nosotros no nos lo pareció. Parecía que apenas habían pasado cinco minutos.

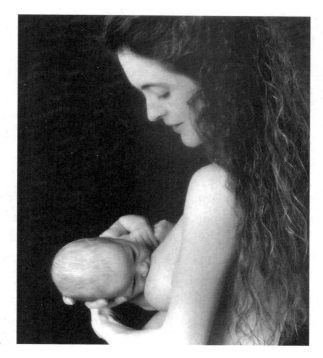

Fig. 134. Amamantando.

Una vez que la placenta ha salido, el útero se contrae aún más y el cuello del útero se cierra. Durante el trabajo de parto, el útero revierte –en cuestión de unas horas– el proceso de desarrollo que ha seguido durante los nueve meses de embarazo, vuelve a adquirir su orientación en el interior del cuerpo y prácticamente su tamaño original.

El proceso del nacimiento se ha completado, ahora tu bebé empieza a vivir como una persona independiente.

> Vi su carita aplastada y sus enormes testículos y supe que era mío. Tenerlo contra mi pecho farfullando y moviéndose, con la cara de Nic llena de lágrimas encima de él, es algo que no olvidaré nunca. Torpemente, le acerqué a un pezón, abrió un ojo y nos miró burlonamente... Tras el nacimiento, la sensación de logro es extraordinaria, como se refleja en lo primero que dije a Nic mientras contemplábamos embelesados a nuestro hijo: «¡lo conseguimos!».

La historia de Karoline

Relato de Karoline Feuerbach sobre los nacimientos de sus dos hijas

El primer trabajo de parto de Karoline duró treinta horas, pasó dos noches sin dormir y fue muy doloroso. ¿Es posible que esperara demasiado del parto? Ciertamente se había preparado diligentemente. El segundo fue más corto, aunque también doloroso, pero la principal diferencia fue el mayor grado de actividad, de control consciente. Aquí la Técnica Alexander tuvo realmente sentido.

Me preparé para el nacimiento de mi primera hija con las canciones de Leboyer y técnicas de respiración, yoga para el embarazo, lecturas, estudios anatómicos y demás. Como profesora de la Técnica Alexander, esta técnica formaba parte de mi vida diaria.

Estaba muy entusiasmada con mi primer parto. Durante todo el embarazo supe mantener la espalda fuerte y en buenas condiciones. Seguí disfrutando de dar clases y de trabajar por mi cuenta, y de vez en cuando recibía también lecciones. Lo de tumbarme en el suelo para liberar y darme las direcciones precisas no me causaba ningún problema. Me sentía inquieta pero también segura.

Las contracciones me empezaron a las 10 de la noche. Había pasado la tarde en la ciudad, en la escuela donde mi marido se preparaba para ser profesor de la Técnica Alexander; por la mañana había estado decorando la casa, pues nos acabábamos de mudar. La casa estaba en una estación de esquí, rodeada de nieve fresca.

Estaba realmente agotada. Llamamos a la comadrona, ésta oyó mis contracciones por teléfono y dijo que la llamara por la mañana. Estaba entusiasmada y muy despierta. Limpiamos la casa y preparamos la habitación para el parto. Yo iba cantando a la manera Leboyer. Estar tumbada me era imposible, pues en esa postura sentía más dolor, y preferí caminar. De modo que estuve sentada y caminando toda la noche. Cuando a la mañana siguiente llegó la comadrona y se volvió a ir después de desayunar, diciéndome que la llamara más tarde, me quedé bastante decepcionada y un poco desilusionada. Me había advertido de que no cantara durante las contracciones para evitar quedarme ronca antes de que empezara realmente el trabajo de parto. ¿Que empezara el trabajo de parto? Yo tenía la impresión de que ya estaba pariendo y me sentía ya impaciente y fatigada.

El día fue pasando y la comadrona volvió a última hora de la tarde. Después de examinarme, no sólo no me dijo que el nacimiento era inminente sino que me avisó de que me preparara para pasar otra noche más en espera. En ese momento yo ya no controlaba conscientemente el período entre las contracciones. Había estado llorando, llena de agotamiento y dolor, y sentía que estaba ya al final de mi condena. ¿La Técnica Alexander? Estaba demasiado cansada, demasiado exhausta para pensar en ella. Estaba desesperada, habría hecho cualquier cosa por salir de aquella situación.

La estación de esquí se hallaba en un pueblo, en la cima de la montaña, y a un buen trecho en coche del hospital. Yo quería parir en casa, le tenía terror a los hospitales. Cuando la comadrona me dijo que no sabía qué otra cosa hacer y que llamara al hospital, me enfadé muchísimo. No podía imaginarme pasar cuarenta minutos en la parte trasera del coche, soportando las contracciones, y recorriendo una serie de curvas interminables por unas carreteras heladas. Tampoco me imaginaba en el hospital. Estaba furiosa con la comadrona, furiosa con el método Leboyer, furiosa con mi profesora de yoga (quien me había estado loando todo «el asunto del parto»), furiosa conmigo misma y con todo lo que me rodeaba. De este modo llegó la contracción final. Mi enfado me había puesto en contacto con mi fuerza. Si en ese momento alguien me hubiera llegado a mencionar la Técnica Alexander, o me hubiera pedido que soltara el cuello, lo más probable es que le hubiera saltado encima. Estaba inmersa en el dolor y no era consciente de nada más. El bebé nació poco después. Mi único pensamiento era que aquello era más dolor del que cualquiera podía soportar. Ya ni siquiera estaba enfadada.

Tan pronto como acabó el nacimiento, me sentí maravillosamente bien, eufórica y llena de energía. Tenía un bebé sano en brazos, no había habido complicaciones y ni siquiera me había desgarrado. La comadrona puso en los papeles «nacimiento suave». En ese momento creí que se trataba de una broma, y sólo después supe lo que significaba. Me fui a duchar, la comadrona cambió las sábanas, y volvimos los dos a la cama abrazados y acurrucados. Ya casi era la hora del desayuno. Fueron los dos días más felices de mi vida.

Cuando supe que volvía a estar embarazada, sentí aversión por todas las técnicas que hablaban de «nacimiento suave». Tuve largas charlas con la comadrona y el médico y fui a un hospital maternal a enterarme de todas las posibles maneras de parir, incluidas las convencionales. Me enteré de las posibilidades de tomar calmantes y de lo que significaba una cesárea. Cuando supe de los efectos que las técnicas convencionales podían tener sobre el bebé, entendí lo de «nacimiento suave». Que fuera suave para el bebé no significaba que lo fuera también para mí.

Decidí volver a alumbrar en casa y no usar tampoco calmantes. Pero me concedí la posibilidad de acudir al hospital en cualquier momento del trabajo de parto si así lo deseaba. Pensé en prepararme de una manera diferente, y también en preparar a mi marido de otro modo. En el primer parto había estado conmigo y había sido un gran apoyo moral. Esta vez le pedí que me fuera recordando las direcciones de la Técnica Alexander: mantener el cuello relajado; la cabeza, hacia delante y hacia arriba, y la espalda, alargada y ensanchada. Después del nacimiento, la comadrona nos dijo que a menudo los maridos son más un incordio que otra cosa, y admitió que cuando oyó aquellas direcciones pensó que era una manera de apoyar muy rara. Después quedó sorprendida de su eficacia y admiró nuestro trabajo en equipo. (Ahora es ella la que está aprendiendo la Técnica Alexander).

Yo anhelaba poder estar en contacto con la relación cuello, cabeza y espalda (el «control primario»), al menos durante las pausas entre las contracciones y así poder conservar mejor mi energía. También deseaba seguir las direcciones durante una contracción, si eso era posible.

Las contracciones empezaron a las 4 de la mañana. Me quedé en la cama escuchando a mi cuerpo y esta vez me sentí mejor preparada. Pude observar lo que las contracciones me hacían. Pude ser consciente de liberar la tensión que me abordaba cuando el dolor aumentaba. Pude sentir cómo tensaba la pelvis, cómo mantenía la respiración y tensaba el cuello y los hombros. Después hablé con la pelvis, le dije que se liberara y soltara, mientras visualizaba cómo se ensanchaba y abría. Dije a la respiración que siguiera siendo normal y al cuello y los hombros, que se mantuvieran libres. Experimenté todo ello como si estuviera contemplando el dolor sin emoción, en vez de querer escapar de él. Visualicé al bebé empujando hacia abajo y al cuello del útero abriéndose a cada contracción. Me imaginé también que la apertura era la que causaba el dolor y que quería que la apertura se produjera. Esto me ayudó a soportar mucho mejor el dolor.

Descubrí que la postura que adoptara no importaba demasiado siempre que fuera consciente de darme las direcciones necesarias. Si podía, primeramente, dirigir mi cuello para que estuviese libre, el resto de direcciones para liberar llegaban después con más rapidez, y estaban apoyadas por las partes claves de mi cuerpo al estar menos tensas. También tuve muy en cuenta seguir esas direcciones en los intervalos entre las contracciones, y no colapsarme, lo cual era más de lo que me apetecía hacer. De ese modo fui consciente en todo momento de lo que hacía y reduje el contraste entre la gran actividad de las contracciones y la poca actividad de los intervalos que había entre ellas.

Vivía cada contracción como una tensión muscular enorme e involuntaria, lo cual hacía que contrajera muchas partes del cuerpo que no tenían nada que ver con la propia contracción. Con la Técnica Alexander liberaría esa tensión extra innecesaria y de ese modo ahorraría mucha energía. Cuando conseguí no quedarme colapsada entre cada contracción, me sentí más alerta y menos «desprevenida» para el inicio de la siguiente. Mantener el tono muscular adecuado durante un período de descanso significaba poder mantener más control y no perder por completo la energía. También me permitía contemplar el momento siguiente y decidir qué hacer: cambiar de postura, beber un poco de té, o simplemente descansar y disfrutar de la sensación de relajación muscular, lo cual a veces se acercaba a la felicidad.

Esta vez me sentí menos víctima de la situación. Durante esta etapa experimenté tres veces algo parecido a un milagro. La primera vez que tuve una contracción, duró unos quince minutos y por poco me desmayé de dolor. Después me fui a la cama diciendo que estaba demasiado agotada para continuar. Pero me di direcciones y noté que ni estaba presa de pánico por no poder seguir adelante ni sentía que iba a dejarlo correr. La comadrona estuvo maravillosa, me dijo que descansara o incluso que durmiera si podía, y eso disipó el miedo de no poder soportar la contracción siguiente. Cerré los ojos y descansé durante una hora. En ese momento ya había dilatado 7 centímetros, y estaba a más de la mitad del parto. Milagrosamente, cuando sentí que podía continuar de nuevo, las contracciones volvieron a aparecer.

Esto pasó dos veces más con períodos más cortos de descanso. Cada vez me sentía más agradecida y en paz con todo el proceso. Lo supe porque no estaba luchando, sino trabajando conscientemente con las direcciones, y mi cuerpo pudo encontrar su propio ritmo y su velocidad.

En el primer parto no fui capaz de permitir que esto sucediera. En el segundo parto el dolor me pareció igual de fuerte, pero pude manejarlo de manera diferente. Estuve en contacto con mi cuerpo, me animé a escucharlo. No necesité que mi marido me recordara lo de «deja el cuello relajado» hasta las últimas contracciones.

Cuando empezó esta etapa, me descubrí a mí misma buscando una postura. En ambos embarazos había encontrado muy cómoda la postura baja de cuclillas, pero en este momento no podía utilizarla. En la segunda etapa del primer trabajo de parto, estuve a gatas. Esta vez, me coloqué tumbada de lado, medio reclinada, mientras mi marido me sujetaba la espalda.

Parecía una postura muy rara, agarrándome la rodilla con una mano, pero me funcionó.

Después mi marido empezó a recordarme que mantuviera el cuello relajado. En las últimas contracciones sentí como si deseara arquear toda la espalda, empezando por tensar el cuello y hundir la cabeza entre los hombros. Cuando mi marido me recordó lo del cuello, algo que él no podía hacer por mí, tuve que hacerme con la idea y llevarla a cabo. Funcionó y sentí que la espalda se aflojaba y redondeaba, en vez de arquearse. Entonces sentí avanzar la cabeza del bebé por el canal del parto, y fue una experiencia sorprendente, algo que no viví en el primer parto. Mi reacción equivocada ante el dolor había bloqueado la capacidad de estar consciente de todo lo que me sucedía.

Esta vez disfruté realmente del parto. Yo creía que eso estaba sólo reservado a aquellas mujeres que tenían la suerte de «permanecer más en contacto con el cuerpo», de ser «más natural». La comadrona me ayudó mucho al tocar la cabeza del bebé y el punto en el canal del parto por el que tenía que pasar. Eso me recordó que debía permanecer en el proceso, aunque el dolor de las contracciones hacía que deseara llevar la atención a cualquier otro sitio.

Así fue cómo nació mi segunda hija. Fue un proceso muy consciente y una experiencia enriquecedora. Esta vez sentí que había salvado con dignidad un gran obstáculo, gracias a la Técnica Alexander. Supe que había podido controlar con confianza un estrés enorme. El segundo parto no me dejó en un estado de júbilo, como el primero. Durante el parto no encendimos una vela en la habitación, ni la iluminamos para que estuviera bonita con la lámpara de lavanda y aceite de rosas, como habíamos hecho en el primero. Llevé puestos los viejos pantalones de trabajo hasta que empezaron las últimas contracciones, la niñera estaba fuera preparando la comida, y la vida parecía seguir su curso normal. No esperé tener una experiencia maravillosa o incluso «espiritual», pero resultó serlo, y estuve muy contenta del modo en que había manejado el dolor, en vez de intentar superarlo.

Al escribir sobre la experiencia del parto, he hecho especial hincapié en la manera de reaccionar ante el dolor. Eso fue algo que pasé por alto en toda la preparación para el primer parto. Las técnicas hablaban de la «manera suave de dar a luz», y sentí rabia de no haber estado preparada para «el dolor de dar a luz». Veo el sentido de mirar el lado positivo, y veo también el peligro de aumentar el miedo a dar a luz. Antes del segundo parto yo tenía mucho miedo, y aun así eso me hizo enfrentarme mejor al dolor.

Una vez sabes cómo liberar el cuello y mantenerlo libre, sólo es cuestión de recordar hacerlo y querer hacerlo. Cada vez que me enfrentaba a una contracción, mi reacción «natural» era tensarme y esperar el dolor aterrada. Mi cuerpo se tensaba con la esperanza de que el dolor no me inundara. Liberar el cuello fue como admitir el dolor. Liberar el cuello significó ser honesta, no rehuir lo que iba a venir. También significó permitir que sucediera lo que debía suceder y no evitarlo. Cuando llegaban las contracciones, había que dejar que abrieran el cuello del útero. De este modo pude sentir lo que la contracción estaba haciendo en mi cuerpo, supe que me estaba abriendo, que estaba abriéndole camino a mi bebé. Me pareció que cada contracción estaba haciendo el trabajo correcto y que yo no lo entorpecía.

La Técnica Alexander no es una técnica que alguien pueda hacer por ti. No es como un masaje o como la digitopuntura, en el que tu papel es pasivo y receptivo. Claro está que fue de gran ayuda que mi marido fuera profesor de la Técnica Alexander, pero ni incluso él podía librarme de la tensión del cuello o de cualquier otra tensión. Tú puedes aprender a enviar a tu cuerpo esas direcciones o pensamientos, puedes liberarte de la tensión y aplicar esos conocimientos en el proceso del parto. ¡Si lo consigues, la Técnica Alexander hace milagros!

Karoline Feuerbach
Alemania
Noviembre de 1992

5

Tú y tu bebé

¿Qué pasará cuando nazca tu bebé? Algunos padres primerizos no se detienen a pensar lo que sucederá después del nacimiento. Puede que lo vean como el fin de la historia, como el «y fueron felices para siempre jamás» de los cuentos de hada. Pero cuando nace el bebé –sobre todo el primero–, empieza una nueva manera de vivir.

Es posible que te sientas eufórica y llena de una energía durante los primeros días y las primeras noches. También puede ocurrir que el parto haya sido bastante difícil, quizás una cesárea, y muchas mujeres experimentan la llamada «depresión posparto», que hace que flaqueen las fuerzas. Puede ser el período más agotador de tu vida. Si tienes más de un hijo, deberás enfrentarte a las demandas de tiempo y energía de los otros miembros de la familia, además del montón de trabajo que da un bebé. ¿Cómo puede ayudarte la Técnica Alexander en esos primeros días y meses?

Asistir a clases inmediatamente después de tener a tu hijo es una posibilidad, pero la mayoría de las mujeres, a menos que tengan una buena ayuda externa, estarán demasiado ocupadas durante las primeras semanas. En esa época lo más práctico es contar con un conocimiento previo de la Técnica Alexander.

Aunque tu bebé será lo más importante, de ti depende en gran medida poder mantener tu energía: a menudo las mujeres asumen responsabilidades ajenas antes de ni siquiera plantearse las propias. Es todo un reto vivir el «aquí y ahora» y tener en cuenta tus propias necesidades, además de las de los demás. Así pues, vamos a centrarnos en primer lugar en tu proceso de recuperación del embarazo y del parto antes de pasar a hablar del desarrollo de tu bebé. ¿Deberías, como a menudo se sugier,e intentar acelerarlo?

Cuídate

Después de tener a mi primer hijo tuve problemas de espalda, causados por un ejercicio excesivo, pocos meses después del parto. Mi segundo hijo ha resultado mucho más agotador que el primero: dormía mal y tuvo problemas con los dientes: ¡pasábamos unas noches horrorosas! Las sesiones de la Técnica Alexander que había hecho me ayudaron a sobrellevar mucho mejor esta vez y, sorprendentemente, no tuve problemas de espalda. Estirarme en la cama a la manera Alexander me ha resultado de gran ayuda, y también aprender a agacharme adecuadamente me ha sido enormemente útil a la hora de levantar y cargar peso.

La recuperación posnatal

El cambio más obvio de tu cuerpo tras el parto es el del «vacío», la ausencia del peso de tu bebé, de la placenta y de los fluidos que la rodeaban mientras estaban en la matriz. Los días siguientes perderás aún más peso, el flujo extra de los tejidos desaparecerá y el volumen sanguíneo volverá a ser normal.

El buen uso del cuerpo contribuirá enormemente en tu proceso de recuperación. El útero vuelve a su tamaño normal al cabo de seis semanas. Los músculos abdominales, que se han estirado considerablemente para acoger al bebé, al principio estarán bastante flácidos, pero volverán a recuperar su tono sin necesidad de realizar ejercicios especiales. Durante algunos meses, los ligamentos seguirán estando blandos, por lo que debe evitarse levantar pesos grandes y también los sobreesfuerzos. Tras el nacimiento, aunque no te hayan hecho una episiotomía, el perineo estará dolorido y tierno. Cuando te atrapa el cansancio y además estás todo el día dando de mamar, es fácil desanimarse. La Técnica Alexander puede ayudarte a mantener una mejor postura y a sobrellevar la falta de sueño.

La necesidad de descansar

Si tienes una mayor conciencia de tu cuerpo, sabrás si estás haciendo demasiados esfuerzos y perdiendo energía de manera innecesaria. El afán de lo que Alexander llamaba «*end-gaining*» («**Persecución-de-fines**» ir a por todas, sin detenerse en las consecuencias) —«tengo que hacer esto y debo hacerlo antes de hacer la cena»—, debe contemplarse como lo que es: autodestructivo, si no se controla. Resístete a la tentación de realizar todas las tareas pendientes mientras el bebé duerme. Utiliza parte de esos momentos para recuperarte, resérvate tiempo, sobre todo si tienes otro hijo pequeño al que cuidar. De ese modo podrás hacer frente a cualquier imprevisto que surja.

Puede que ahora te parezca imposible volver a la rutina diaria que llevabas a cabo antes del parto, tumbarte y liberar tensiones mientras te dabas las direcciones precisas, pero si lo haces podrás cargar baterías y permitir a tu cuerpo recuperarse lo necesario. Ahora tendrás que ajustar tus tiempos de descanso a las necesidades del bebé.

En las próximas semanas, concédete a la mitad del día una buena media hora para tumbarte del modo descrito en las páginas 81-88, con la cabeza bien apoyada y las piernas flexionadas. Si lo deseas, puedes estirar los brazos en cruz, con los codos ligeramente doblados, o bien formar un W con los brazos a los lados y por encima de la cabeza, permitiendo así deshacer cualquier tirón que tengas de resultas de amamantar al bebé o llevarlo en brazos. Es mejor estirarte en un suelo alfombrado que en la cama. Siempre puedes colocar las piernas en alto, sobre la cama o un cojín longitudinal, o bien con un cojín grande debajo de cada pierna, dejando que éstas vayan hacia fuera y que las rodillas queden sueltas. (Si es invierno, cúbrete con una manta para que en caso de quedarte dormida no pases frío.) Si tienes un bebé que ya gatea, quizá puedas convencerle de que duerma al mismo tiempo, o si es mayor que vaya a jugar cerca de ti, ¡aunque seguramente no te deje dormir! Y recuerda que aunque sólo sean cinco o diez minutos de descanso al día, te permitirán seguir adelante.

La principal postura de descanso es estando sobre tu espalda. A veces, te apetecerá más tumbarte boca abajo, en este caso necesitarás colocar unos cojines debajo de la cadera y hombros, a fin de evitar que la espalda te quede hundida y te molesten los senos (aunque si están muy llenos, eso no te servirá), y colocar la cabeza hacia un lado. Se supone que ésta es una excelente postura para ayudar a los órganos pélvicos a que vuelvan a tener una adecuada relación entre ellos. Sin embargo, no hay razón para pensar que es una postura mejor que la semisupina, o mejor que utilizar el cuerpo de la mejor manera posible durante los quehaceres diarios.

Después de una cesárea

Mientras estás en cama recuperándote de una operación, el consejo más común es el de flexionar y estirar los pies, además de trazar círculos con ellos, de vez en cuando para que los músculos de las piernas estén activos y prevenir el riesgo de trombosis. Hazlo cada vez que te acuerdes para no perder tono muscular durante el corto período de tiempo que estés confinada en una cama. Si te han administrado anestesia general, te irá bien toser para limpiar el pecho. Deja que los músculos abdominales se activen (se activarán de manera natural al exhalar), tosiendo, emitiendo un sonido «hacia delante y hacia fuera», en vez de «hacia delante y hacia abajo». Por lo general, la Técnica Alexander te ayudará a no sentir molestias y a mantenerte lo mejor posible.

Colócate bien para amamantar al bebé

La Técnica Alexander no tiene que ver tanto con la *postura* como con la *coordinación* y el *uso del cuerpo*. Esto te será muy útil para pensar cómo minimizar las presiones descendentes en tu espalda –y en el resto del cuerpo– mientras das de mamar a tu hijo.

Las tradicionales sillas de lactancia suelen tener respaldos planos y largos y patas cortas (si no tienes una, puedes adaptar alguna parecida y cortarle las patas un poco). Como alternativa, quizás encuentres cómodo sentarte en un sofá firme o en la cama y rodearte estratégicamente de cojines o almohadas que te ayuden a sujetar tu cuerpo y el del bebé de manera efectiva. El propósito debe ser mantener una postura amplia y, si estás amamantando al bebé sujetarlo a la altura del pecho, en lugar de tener que doblar y torcer la espalda para acercar el pecho al bebé.

La posición del bebé

Tu bebé estará más cómodo y mamará mejor si está bien colocado. Dos buenas posiciones son: primero «vientre contra vientre» –el vientre de tu hijo contra el tuyo–, y la segunda es la de tener al bebé a un lado tuyo, con sus piernas hacia atrás (esto es especialmente útil después de una cesárea, pues así se evita cualquier presión sobre la herida). En ambas posiciones, la cabeza del niño tiene que quedar sustentada y alineada con su espalda, encarado al pecho, que no tenga que torcer la cabeza para mamar. Recuerda que debes colocar bien el pezón dentro de la boca del bebé para que pueda succionar bien gran parte de la aureola, así correrás menos riesgo de sufrir llagas o grietas en el pezón o que se bloqueen los conductos mamarios.

Amamantar sin tensiones

Mantén el cuerpo bien equilibrado sobre los huesos isquiones, lo que conseguirás sentándote lo más cerca posible del respaldo. Colócate un cojín grueso en la espalda para que te la sujete, de la parte superior de la pelvis a los omóplatos, y estés bien cómoda. La espalda debe estar bien alargada y amplia, contra el cojín, y no debe estar caída (parte de tu peso reposará, claro está, sobre tus pies). Puede ser una buena idea reposar sobre un taburete pequeño el pie del lado en el que estés dando de mamar (quizá te vaya bien colocar un cojín pequeño bajo la rodilla que tienes elevada) y subir un poco al bebé con la ayuda de uno o dos cojines (Fig. 135).

Ten cuidado de que te quede la cabeza bien equilibrada sobre el cuello, aproximadamente al nivel de la mitad de las orejas. Deja que el cuello se libere para permitir que la cabeza se incline ligeramente hacia delante, de este modo podrás mirar al bebé sin necesidad de empujar el cuello hacia delante. Presta especial atención a tus hombros, déjalos que queden liberados, bien separados uno del otro y que la extensión siga hasta los codos. Es muy fácil tomar el hábito de elevar los hombros mientras das de mamar; y también es más probable que te tenses si tienes llagas o grietas en los pezones, pues molestan más con la succión. Éste es un buen momento

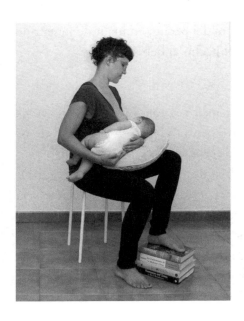

Fig. 135. La madre y el niño están bien apoyados, ella mantiene la espalda alargada y amplia.

—además de para disfrutar del bebé– para revitalizarte dándote direcciones energizantes (mientras tu bebé tenga sólo unos cuantos meses, podrás leer algo, apoyando el libro en un cojín o dos, en el otro lado).

En la cama, si te colocas una almohada firme o una pieza de espuma en la parte alta de la pelvis y en la espalda evitarás que la pelvis se incline hacia atrás y que la zona lumbar te quede excesivamente redondeada. Una cama de agua puede ser maravillosa en otras circunstancias, pero no es el lugar idóneo para dar de mamar; una mujer que asistía a nuestras clases se lastimó seriamente los discos lumbares por «sentarse» sobre la parte inferior de la espalda en una cama de agua. Es posible que encuentres cómodo dar de mamar en la cama, tumbada de costado, pero hay a quien le restringe parte de la lactancia, le bloquea los conductos mamarios y aumenta el riesgo de sufrir una mastitis.

Enfrentarse a una mastitis

La mastitis puede ser una experiencia horrorosa. Es posible que aparezca en los primeros días, antes de que se haya establecido bien la producción de la leche. Para algunas mujeres se trata de un problema recurrente, a lo cual no contribuye en absoluto un bebé que mame de modo irregular, e incluso

190

la más diminuta presión en el pecho puede desencadenar otra aparición del problema.

Si no se limpian regularmente los conductos mamarios, la leche puede estancarse, lo que acarrea la inflamación y después infección. Pon atención a que tu bebé mame lo mismo de cada pecho, y, si es necesario, sácate un poco de leche, pues hay un equilibrio muy delicado, sobre todo durante los primeros días, entre el suministro de leche y la demanda. Cuando el suministro de leche sea más estable, extraer algo de leche puede ser la mejor solución. También colocar bien al bebé –quizás a tu lado–, puede ayudar a drenar mejor el seno afectado. Los baños alternos de agua fría y caliente del seno inflamado y un masaje suave, desde la axila hacia el pezón, pueden aliviar la zona.

¿Qué más puedes hacer para aliviar el problema? El estrés puede ser un factor importante, de modo que liberar la tensión de la espalda y del pecho es fundamental, especialmente cuando das de mamar, para que fluya bien la sangre a los pechos y haya un buen drenaje linfático. Intenta evitar empujar hacia abajo con el peso de los pechos, es esencial llevar un sujetador que sujete bien los senos (aunque a veces una sujeción excesiva puede empeorar la situación), pues el tejido mamario no tiene músculos.

Andar a gatas, del modo descrito en las páginas 107 y 110, puede ser útil. Intenta también realizar los siguientes movimientos:

Hacer círculos con los brazos

Si se practica de vez en cuando, este ejercicio, basado en un movimiento de Tai Chi, ayuda a mantener la parte media de la espalda libre y a mejorar la lactancia. También es útil para quien pasa mucho tiempo sentado frente a un escritorio. *Nota:* este movimiento requiere conocer bien el mono y el uso de los brazos que vimos en las páginas 69 y 72-75. Es un tanto complejo describirlo adecuadamente, como otros movimientos aconsejados en los capítulos dedicados al embarazo y al parto, pero utiliza las ilustraciones y, si lo deseas, graba las direcciones de modo que puedas ir repitiéndolas a medida que realizas el movimiento hasta que cojas la idea (Figs. 136-139).

Empieza colocando los pies ligeramente hacia fuera, separados a la anchura de los hombros, y las rodillas un poco flexionadas. Eleva el brazo

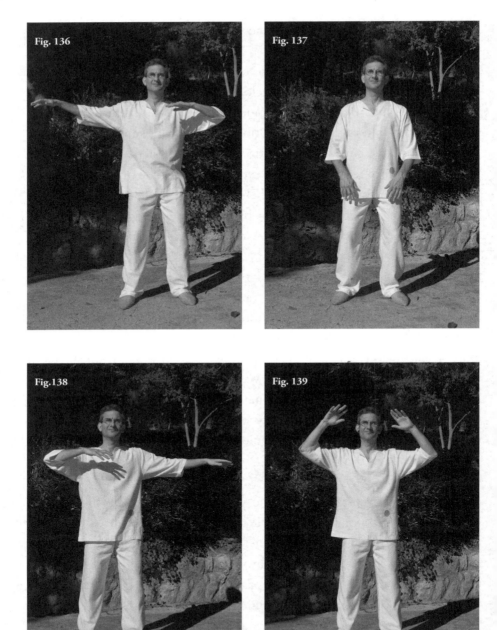

Figs. 136-139. Mover los brazos en círculos para permitir soltar la parte media de la espalda y mantener la relación cuello, cabeza y espalda.

derecho, por ejemplo, a nivel del hombro, con el brazo extendido hacia afuera pero el codo y la muñeca flexionados (como el ala de un pájaro), lleva el peso a la pierna derecha y mantén la espalda alargada; eleva la mano izquierda a nivel del hombro, a unos treinta centímetros delante de la parte superior del pecho (una vez más, con el codo y la muñeca flexionados). Reanuda las direcciones del control primario y deja los hombros liberados y extendidos hacia los lados.

Con las piernas flexionadas, traza un círculo con los brazos en sentido de las agujas del reloj, hacia abajo y hacia la izquierda, llevando el peso a la pierna izquierda, el brazo izquierdo se balancea suavemente hacia arriba y hacia la izquierda, el derecho le sigue por delante de la parte superior del pecho mientras empiezas a enderezar las piernas.

Mientras las piernas acaban de ponerse rectas (aunque sin llegar a bloquearse), las manos siguen un suave movimiento por encima de la cabeza mientras llevas el peso hacia la derecha. La pierna derecha se flexiona, el brazo derecho va hacia un lado (con las articulaciones todavía flexionadas) y la mano izquierda llega a la parte superior del pecho, los brazos trazan un círculo hacia abajo, cruzan a la izquierda y luego suben al nivel del hombro. Completa el primer ciclo del movimiento con el brazo izquierdo en un costado, la mano derecha a unos treinta centímetros a la altura del pecho, y las piernas un poco más rectas. Haz una pausa y date direcciones, ahora estás en la misma posición que al principio del movimiento, pero hacia el otro lado.

Para repetir el movimiento –*pero dirigiendo los brazos en dirección contraria a las agujas del reloj*–, empieza dejando los brazos balancearse abajo mientras flexionas la pierna izquierda una vez más, y después ve a la derecha y continúa.

Si no te apresuras, pronto captarás el ritmo del movimiento, los brazos se mueven con el impulso del cambio de peso y con la subida tras la flexión. Los hombros apenas necesitan elevarse. *Durante todo este movimiento es imprescindible mantener libres el cuello y la parte inferior de la espalda, mientras que la columna no debe inclinarse o girarse cuando se transfiere el peso hacia un lado.* (Tu profesor puede ayudarte a realizar bien el movimiento). Debes sentir un ligero estiramiento entre las escápulas y, observando la libertad del cuello, según la movilidad de los hombros gradualmente podrás ir haciendo más grande el círculo que trazas con los brazos cuando se elevan sobre los hombros.

Cómo levantar y llevar a tu hijo en brazos

Para los padres, levantar a los niños y llevarlos en brazos parece ser el cuento de nunca acabar. Cuando son pequeños les gusta estar en brazos la mayor parte del tiempo, cuando son algo mayores pesan más y, si tienes más de uno, ¡todos quieren estar en brazos al mismo tiempo!

La técnica Alexander puede ayudarte a recuperar tu tono muscular de manera eficaz y equilibrada, a evitar forzar unos ligamentos que todavía están flojos. En primer lugar, recordaremos la dinámica de levantar peso, y después la mejor manera de llevar a tu bebé en brazos.

Agacharse e incorporarse

Descubrirás que el mono y la estocada, dos maneras básicas de flexionarse que hemos visto detalladamente en las páginas 69-72, son inestimables. En los primeros días después del nacimiento, ponerse de cuclillas por completo puede resultar muy incómodo, sobre todo si te han dado puntos de sutura. Más tarde, si no puedes ponerte de cuclillas cómodamente con ambos talones en el suelo, te puede ser muy útil una postura intermedia: primero realizar una estocada y después adoptar el mono, dejando el talón sin apoyar en el suelo cuando te agaches. Tendrás estabilidad y podrás cambiar el peso del cuerpo mientras te agachas.

Incorporarse del suelo no representa ningún problema especial. El principio básico es recordarte a ti misma lo siguiente: parar antes de erguirte, liberar el cuello y los hombros y pensar en tu cabeza que se eleva por encima del cuello en oposición a los pies, en la columna alargándose y en las piernas implicadas en la subida al final de todo (*véanse* Figs. 140-142).

Sacar y meter a tu bebé en la cuna, de un corralito o sillita de coche puede ser un tanto complicado. Necesitarás evitar la tendencia a hacer movimientos bruscos y a usar la espalda como si fuera una grúa (la espalda no tiene articulaciones de bisagra). Para inclinarse sobre una cuna o un corralito, el movimiento básico es una combinación de la estocada y la del

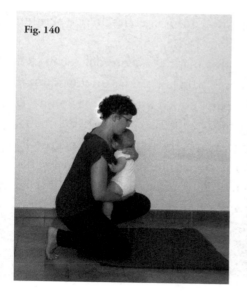

Fig. 140

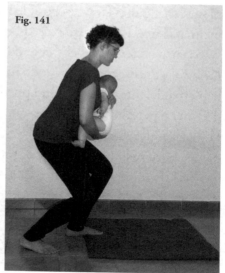

Fig. 141

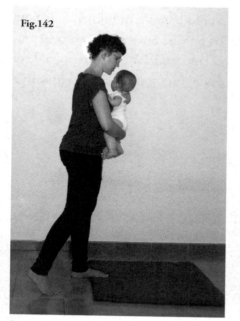

Fig.142

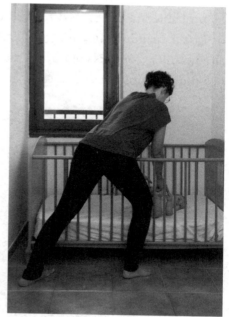

Figs. 140-142. La cabeza se libera desde el cuello libre, la columna se alarga y las piernas son las últimas en intervenir en el movimiento.

Fig. 143. Incorporarse es más fácil si se utiliza la estocada y el mono.

mono; en algunas cunas es posible bajar uno de los laterales, lo que permite inclinarse más y acercarse más al bebé (Fig. 143).

Sacar y meter a un bebé cuando ya pesa más del asiento del coche y en un sitio estrecho constituye todo un riesgo para la espalda. Intenta avanzar la pierna delantera tanto como puedas para reducir así la inclinación hacia delante, especialmente si tienes que inclinarte hacia el otro lado del coche. Lo ideal es desplazar el pie hacia delante, pero a menudo se utiliza la rodilla para soportar el peso del cuerpo. En situaciones que no son las ideales, debes hacerlo lo mejor que puedas, intentando mantener la máxima libertad y expansión del cuerpo y evitando realizar movimientos bruscos. Siempre que no tuerzas la columna al incorporarte, el movimiento ocasional, aunque no sea perfecto, no será un problema para la espalda, la cual utilizas bien la mayor parte del tiempo.

Bañar al bebé y cambiarle los pañales

Es probable que necesites arrodillarte cuando bañes a tu hijo en la bañera de casa o cuando tengas que cambiarle los pañales en el suelo, pero en esas circunstancias puedes colocar un pie a un lado y adelantarlo un poco. Esta postura te permitirá tener más espacio para maniobrar y evitarás arquear la

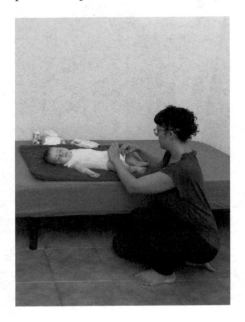

Fig. 144. Mientras se cambian los pañales hay que tener cuidado y no presionar hacia abajo.

columna. A la hora de cambiar un pañal, es mejor hacerlo en una superfi-cie algo elevada, como una cama o un sofá, ya que te será más fácil para la espalda (Fig. 144). Si utilizas una mesa para cambiar pañales, ten en cuenta que no debes bloquear las rodillas ni empujarlas hacia abajo. Por último, cuando realices movimientos asimétricos, como por ejemplo la estocada o arrodillarte sobre una pierna, trata de ir variando el lado sobre el que haces la mayor parte del trabajo.

Llevar al bebé en brazos

Evita cargar a tu bebé sobre la cadera (¡esto también afecta a los papás!), esta costumbre es muy perjudicial. La parte inferior de la columna recibe toda la presión hacia abajo y la fuerza de torsión, y los discos intervertebra-les se vuelven más vulnerables a las fuerzas transversales y a las lesiones; y también puede haber tensión sobre la articulación sacro-ilíaca (unión del sacro –base de la columna–, con la pelvis) –Fig. 145.

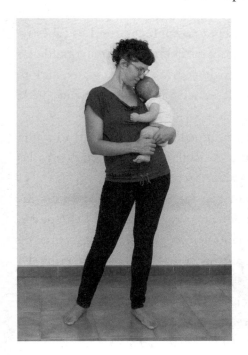 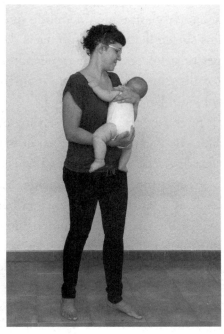

Fig. 145. Llevar al bebé sobre la cade-ra puede dañar la zona lumbar.

Fig. 146. Cómo llevar al bebé sin arquear la espalda.

En vez de ello, lleva al bebé más cerca de tu centro de gravedad, lo que significa que tu brazo(s) y hombro(s) trabajarán un poco más, pero si recuerdas dejar que tu peso se traslade un poco hacia delante de la línea de los talones, manteniendo las rodillas suaves y dejando que la espalda bien alargada y expandida haga la mayor parte del trabajo, tu cuerpo recibirá menos presión (Fig. 146). Si estás de pie durante un buen rato, coloca un pie medio paso por delante del otro, une los dedos para crear un «cabestrillo» y usa el brazo del mismo lado del pie adelantado para sujetar al bebé, descansa el otro antebrazo en la parte superior de la cadera y recuerda mantener la espalda y los hombros bien expandidos.

Bandoleras y portabebés

Un portabebés bien diseñado puede ser muy útil para llevar en brazos al bebé durante un buen rato. Para el niño es muy cómodo sentirse sujeto cerca de ti y moverse contigo; y puede permitir que ir de compras, por ejemplo, sea una experiencia soportable para ambos. Aun así puede ser agotador y estresante, de modo que intenta no sobrepasarte. Los cabestrillos suelen llevar el cuerpo hacia delante y hacia abajo y la mayoría de las personas lo compensan arqueando la espalda. Para evitarlo, sigue dándote las direcciones precisas para mantener la espalda alargada e intenta que la zona lumbar se amplíe.

Si el bebé tiene más de seis meses y no puedes utilizar un carrito o una sillita de paseo, la mejor opción es una mochila. Elige una que tenga las tiras de los hombros almohadilladas y sujeción a la cintura.

Con la mochila en la espalda, las fuerzas que soportas no son muy diferentes a las de cargar con una bandolera, pero el peso del bebé queda más alto en la espalda que en una bandolera o portabebés. Las tiras de los hombros harán que tiendas a echar hacia atrás la parte superior del torso, causando un arqueamiento de la espalda, y compensarás la inclinación echando la cabeza y el cuello hacia delante. *El secreto está en inclinarte ligeramente hacia delante sobre los tobillos y mantener tu peso entre los talones y las almohadillas de los pies; y alargándote (aquí es donde entra en acción la sujeción de la cintura) dejar que la parte inferior de la espalda se amplíe, a la vez que dejas las rodillas algo flexionadas y lejos de la zona lumbar de ma-*

nera que la pelvis no bascula hacia delante. (Nota: la mecánica corporal es similar a la que seguía tu cuerpo en los últimos días del embarazo).

Una última consideración a tener en cuenta es la sujeción de la cabeza del bebé, ya sea como parte de la bandolera o del portabebé. Hacia los cuatro meses, la mayoría de los bebés ya han desarrollado cierto control de su cabeza, pero ya tengan cuatro meses o dos años cuando se duermen –lo que suele suceder cuando van en brazos–, la cabeza puede ir dando bandazos, por ello es importante que tenga un buen soporte. Incluso los mejores portabebés disponibles suelen necesitar unas almohadillas adicionales a los costados.

Sillitas y cochecitos de paseo

Además de elegir un cochecito que sea firme y con un buen soporte para la espalda del bebé, fíjate bien en que la altura del manillar sea la idónea para ti: la altura ideal está entre la cadera y el ombligo, pues es más fácil empujar desde tu centro de gravedad. Si tu pareja y tu tenéis diferente altura, lo mejor es buscar un cochecito con una manillar ajustable.

Una de las cosas que harían encogerse de pánico a un profesor de la Técnica Alexander (aunque aun así se esforzaría por mantener el cuello libre) sería ver a un padre o una madre subiendo penosamente una cuesta con un cochecito de bebé: el manillar suele quedar demasiado bajo o muy alejado de los brazos sobreextendidos, y el papá o la mamá queda encorvado con la cabeza baja, la espalda trabada, la parte baja de la pelvis arqueada, la pelvis hacia delante, el trasero hacia fuera y las piernas totalmente tensas (Fig. 147). Es posible que te vengan a la cabeza muchas otras maneras de empujar cosas que implican tensiones innecesarias.

Cuando vas empujando el cochecito, pregúntate de dónde proviene la fuerza: debe provenir de tu centro de gravedad. El movimiento necesario es caminar como hemos descrito anteriormente, con las piernas algo más flexionadas que en un terreno llano. A medida que avances, si lo haces con los codos hacia abajo y los hombros relajados, el cochecito del bebé –cerca de ti–, irá como una seda. Recuerda que las manos no tienen que agarrar fuertemente el manillar, pueden descansar sobre él con los dedos relajados. Cuando empujes el carrito cuesta arriba, utiliza el pulpejo de las manos, no la base de los dedos, y de nuevo con los dedos relajados; cuando vayas cuesta abajo, deja

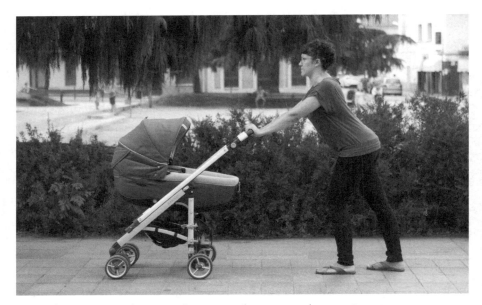

Fig. 147. Empujar el carrito de este modo crea muchas tensiones.

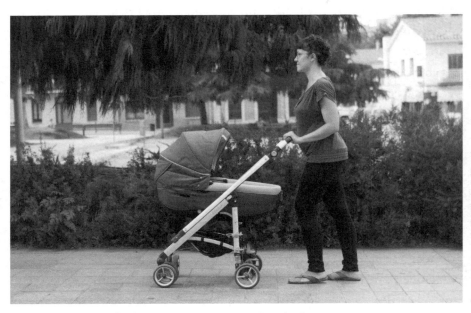

Fig. 148. Manera fácil, con potencia y coordinada de empujar un carrito.

que los dedos mantengan suavemente el movimiento. Si el cochecito es doble tendrás que prestar atención especial al uso que haces del cuerpo, y si se trata de uno de esos en los que queda un niño frente al otro, te darás cuenta de que es más fácil llevarlo si colocas más cerca de ti al bebé con más peso.

Jugar con tu hijo

Pasarás mucho tiempo no sólo atendiendo a tu hijo, sino también jugando cada vez más con él. Es algo muy valioso, no sólo para el niño y para vuestra relación, también para ti; aprenderás mucho estando con él, observándole, haciendo las cosas a su ritmo, y él sacará mucho provecho de interactuar contigo (Fig. 149).

Para empezar, probablemente le colocarás sobre una alfombra o una manta, permitiéndole que patalee, gorgotee, y que se examine las manos, los pies, y también los juguetes. A medida que tu hijo vaya siendo más activo, practicará levantando la cabeza, te seguirá con la mirada e intentará darse la vuelta. Poco a poco irá siendo más hábil dándose la vuelta, intentando sentarse y gatear o arrastrarse. En esta etapa tú perderás libertad y él empezará a trepar sobre ti cada vez que quiera. Puedes gatear con él,

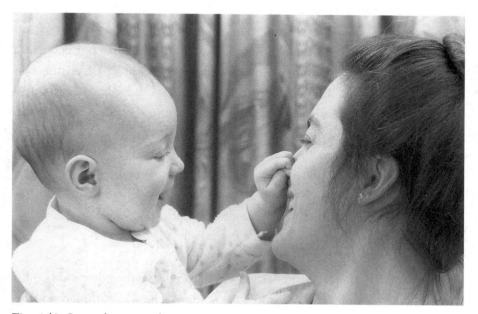

Fig. 149. Jugando con tu hijo.

recuerda darte las direcciones precisas, y disfrutar de la facilidad cada vez mayor con que se mueve.

En los años que siguen habrá mucho «trabajo en el suelo», de modo que vale la pena que aprendas maneras de moverte y de estar a ese nivel: sentarte por ejemplo con las piernas cruzadas si tienes flexibilidad en la cadera y en la zona pélvica (también puedes colocarte un cojín debajo de los huesos isquiones para sentirte más cómoda). Para estar un rato largo, coloca los isquiones cerca de una pared o de un mueble contra el que puedas apoyar, alargar y ensanchar la espalda. Quizá prefieras estar de cuclillas, sentada o arrodillarte con un pie adelantado e ir cambiado de lado de vez en cuando. Si estás cansada o incómoda, prueba a tumbarte, en posición más o menos semisupina.

Debes evitar sentarte con las piernas cruzadas, pues esta postura ejerce presión en las lumbares y tuerce la espalda, y también sentarte en el suelo entre las piernas con las rodillas bloqueadas, ya que así tensas las rodillas y la espalda.

En el parque infantil

Las zonas de juegos de los parques infantiles significan tener que empujar, levantar, cargar y flexionar el cuerpo. Cuando coloques a tu hijo en un columpio, recuerda darle impulso con cuidado, no doblarte por la cintura ni arquear la espalda. Empujar un columpio tiene cierto paralelismo con «conducir» un cochecito, ¡a excepción que lo dejas escapar de las manos! Usarás la estocada; recuerda de dónde viene el empuje y busca un ritmo suave y moderado, llevando el peso de tu cuerpo hacia delante y hacia atrás. (Observa que muchas personas se tensan al realizar esta actividad). Ponerte de cuclillas en la arena –ya sea en el parque o en la playa– te puede resultar más fácil que en el suelo y es un buen sitio (mientras haces castillos de arena) para desarrollar una mayor flexibilidad.

Volver a ponerte en «forma»

¿Qué forma debería tener tu cuerpo? El cuerpo que estaba de moda en los años ochenta –un cuerpo delgado y musculoso– ha ido cambiando a uno más redondeado. ¿Deberías sacrificarte por las modas pasajeras? ¿Por qué no podemos ser quienes somos? Lo que significa en parte usar bien nuestros cuerpos, tal y como la naturaleza pretende. Muchas mujeres se sienten empujadas a ponerse a dieta después de tener un hijo: desean deshacerse rápidamente de los kilos y volver a tener el peso que tenían. Sin embargo, está demostrado que hacer dieta tiene consecuencias indeseables: el índice metabólico cae cuando las calorías se absorben mejor, y cuando uno vuelve a tomar una cantidad normal de alimentos, o se atiborra después de haberse negado previamente unas cuantas cosas, vuelve a ganar peso con más facilidad que antes. Si a esto le añadimos practicar ejercicio de forma obsesiva tendremos un síndrome de rechazo y un exceso de control.

Esto, obviamente, es una «**persecución-de-fines**» (el concepto «*end-gaining*» de Alexander), sin pensar en las consecuencias, lo mejor sería encontrar una manera equilibrada de alimentarse, en la que el cambio de peso se realice de forma espontánea y gradual, a medida que sintonices con las señales que te envía el cuerpo y comprendas mejor tus necesidades emocionales.

¿Necesito hacer unos ejercicios especiales?

Seguramente has oído decir que si no haces ciertos ejercicios no volverás a «recuperar la figura». ¿Es cierto? ¿Y si lo fuera es un objetivo viable? Llevar a tu bebé en tu interior todos esos meses y dar a luz después significa que tu cuerpo ha experimentado cambios: le des de mamar o no, tus pechos no recuperarán la forma que tenían antes del embarazo, y es posible que las estrías, si tienes, no desaparezcan por completo. Tu cuerpo se ha abierto para dejar que una nueva vida crezca en su interior, y aún tiene que abrirse más para permitir que surja una nueva vida al mundo. Y después de un primer hijo, estás fisiológicamente más «preparada», por lo general, para que los siguientes nacimientos sean más fáciles.

Tras el nacimiento, una vez superadas las enormes exigencias de los primeros meses, hay muchas mujeres que se sienten ligeras y llenas de energía, y si no tienen miedo de volver a quedarse embarazadas, puede que sientan una mayor satisfacción y deseo sexual. Esta tendencia a una mayor abertura se refleja de manera natural en el tono muscular del cuerpo. De este modo, la musculatura —ahora está más elástica y ejercitada, y no floja—, adquiere otra cualidad. El objetivo de adquirir un cuerpo «tenso», lo que incluye hacer hincapié en tener un vientre plano, es muy controvertido. Volver a tener la *misma* figura que antes es imposible y, si lo intentas, ten por seguro que te llevará a sufrir tensiones indeseables, además de a la frustración de no haberlo conseguido. La mayoría de los ejercicios que se recomiendan para ganar tono tras el nacimiento incluyen contraer los músculos abdominales y también las nalgas a fin de, según afirman, mantener una «correcta» inclinación pélvica. Lo mejor es evitarlos: inevitablemente acarrean tensión en otras partes del cuerpo, producen distonía, e impiden libertad de movimientos. Las restricciones y presiones en las zonas abdominal y pélvica obstaculizarán el normal funcionamiento de los órganos afectados por esa camisa de fuerza muscular. *El buen uso del cuerpo —especialmente en los movimientos de flexión, en el mono, en la estocada y a cuclillas— hará que gradualmente, de manera natural y efectiva, los músculos flácidos vuelvan a tener una buena tonicidad. Esto es esencialmente lo que se necesita.* Cuando tu bebé tenga unas cuantas semanas, puedes tomar unas cuantas lecciones de Técnica Alexander. Puedes llevar contigo, claro está, a tu hijo, puede dormir, o tu profesor puede trabajar contigo mientras tú le atiendes.

Los únicos ejercicios que probablemente necesites hacer sean los del suelo pélvico, descritos en las páginas 128 y 129, recordando prestar atención a tu control primario. Los días que siguen al nacimiento, puedes hacerlos en la cama, en posición semisupina. También puedes practicar la «aaah» susurrada (*véanse* las páginas 91-92), mientras te das direcciones para alargar la espalda, esto te ayudará de manera suave a dar tono a toda la zona abdominal (evitando tirantez en las mandíbulas y en la garganta).

Después, cuando tu bebé empiece a depender menos de ti, es probable que sientas la necesidad de hacer más ejercicio. Ya hemos hablado anteriormente de algunos tipos de ejercicios: largos paseos, natación, danza Medau, y quizás el más estético de los movimientos, el Tai Chi; todos ellos son especialmente beneficiosos si se realizan prestando atención al buen uso del cuerpo. El Tai Chi es muy valioso entre los movimientos fluidos y suavemente tonificantes —calmantes pero energizantes—, que se realizan con lentitud y permiten desarrollar la conciencia mente-cuerpo y devolver gran parte de la agilidad que todos tenemos desde niños.

El desarrollo de tu bebé

El extraordinario proceso del desarrollo infantil está lleno de aspectos dignos de observar y maravillarse. ¿Cómo es posible que los bebés tengan la capacidad de adquirir de manera espontánea todas las habilidades psicofísicas básicas?

Fases del desarrollo

Contemplemos brevemente las primeras etapas de control del bebé sobre su propio cuerpo. Durante los primeros meses, el primer control es el de la cabeza, necesario antes de que el bebé se pueda sentar sin sujeción. La mayoría de los niños gatean antes de mantenerse de pie y caminar, aunque algunos se desplazan de costado, como un cangrejo o arrastran el trasero.

Justo antes de andar, los bebés pueden flexionar las piernas, aguantarse, erguirse y agacharse con facilidad, y enseguida se ponen de cuclillas. Llama extraordinariamente la atención ver cómo lo hacen (Fig. 150), algo bien diferente de las flexiones tan desequilibradas que después son habituales.

Sus movimientos comprenden los elementos básicos de coordinación que, lamentablemente, la mayoría de nosotros tenemos que volver a aprender años más tarde: el cuello suelto (algo extraordinario teniendo en cuenta su cabeza desproporcionadamente grande), y el modo en que ésta inicia y lidera el movimiento, que hace que al erguirse desde una postura completa de cuclillas no se produzca ninguna tensión. Compáralo con el modo en que la mayoría de nosotros nos flexionamos y nos levantamos, especialmente si intentamos hacerlo «correctamente». Nos dicen que para evitar lastimarnos la espalda debemos flexionar las rodillas, pero en realidad se trata de no sólo flexionar las rodillas, sino además la cadera y los tobillos, y el trabajo de las piernas sigue en importancia al de mantener la relación correcta de cuello, cabeza y espalda. También nos advierten de que tenemos que mantener la espalda «recta» al flexionarnos, pero eso suele crear tensión en el cuello y en la espalda, lo necesario es alargar la columna y inclinarnos hacia delante desde la cadera.

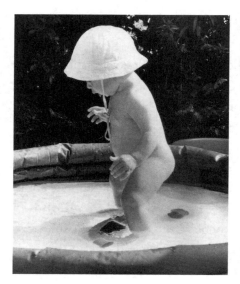

Fig. 150. Un bebé de ocho meses muestra todas las particularidades de la flexión que la mayoría de nosotros tenemos que recuperar más tarde.

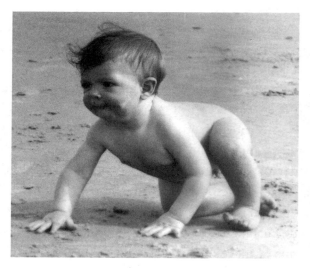

Fig. 151. En este movimiento en espiral la cabeza es la que lidera. Fíjate en la desenvoltura de este bebé.

¿Ejercicios para el bebé?

¿Es tu obligación como madre –exceptuando que exista un problema congénito– esforzarte especialmente en que tu hijo acelere su capacidad de coordinación? Un ejercicio que está muy extendido pone de manifiesto lo que tiene de errónea esa propuesta. Para animar a tu bebé a que controle la cabeza –un requisito esencial para mantenerse sentado–, se sugiere que estando el bebé tumbado de espaldas lo levantes tomándole por los brazos.

Sin embargo, este trabajo abdominal difiere bastante del ágil modo en que un niño se levanta por sí solo con un movimiento *en espiral,* girando primero sobre uno de sus costados (Fig. 151).

Dado que los niños aprenden muchísimo imitando, la prioridad de los padres debe ser hacer modestos intentos por mejorar su propia coordinación. Entonces, las maniobras físicas: sostener, abrazar, levantarse y cargar pesos– transmitirán al niño menos tensión. Eso contribuirá a que mantenga la enorme sensibilidad del sentido de su cuerpo.

Evidentemente, es preferible disfrutar jugando con tu hijo en un entorno seguro y diverso en el que tú le puedas vigilar y responder a sus requerimientos. Si le permites contar con el espacio y la libertad de explorarse a sí mismo y al mundo –y confiar en el proceso–, podrás observar las etapas de desarrollo de un niño sano y normal; no necesita una ayuda especial. Los niños difieren enormemente en sus actividades, y en el ritmo y la manera de enfrentarse a su desarrollo. Se sabe poco al respecto, y puede que no sea pertinente intentar mejorar la maravillosa complejidad del desarrollo corporal y mental del niño (si te preocupa que el nivel de desarrollo de tu bebé no sea el que debería ser, busca ayuda profesional).

Balancines, andadores y otros utensilios

A continuación, valoraremos algunos de los utensilios para bebé que inundan el mercado. Antes de comprar nada, ten cuenta si realmente sirve para lo que pretende servir y si puede estar desaconsejado, si, por ejemplo, será bueno que lo utilice tu hijo.

Las «hamacas o gandulitas» para bebé pueden ser útiles durante los primeros meses (aunque si el bebé es muy activo puede que no le guste estar limitado), pues satisfacen la necesidad del niño de estar cerca de ti y de sentirse acunado y que tú puedas realizar las tareas básicas. Lo primero que hay que comprobar, algo que es válido para cualquier sillita de niño, es que no se combe como una hamaca, sino que tenga un respaldo firme y recto.

Un «saltador», o columpio, de esos que cuelgan del marco de una puerta y que permite que el bebé pueda estirar las piernas y saltar arriba y abajo, puede ser útil una vez que el niño haya desarrollado ya el control de la cabeza. Hay unas cuantas salvedades: algunos bebés no los soportan, de modo que prueba uno antes de comprarlo; es bastante difícil meter al niño en uno sin que se caiga, así que hay que tener cuidado; y, por último, no se puede dejar al bebé mucho tiempo dentro de un columpio de éstos, puede que un máximo de veinte minutos, pues es posible que unos extensores de las piernas demasiado tensos perjudiquen el aprender a caminar.

Los andadores, en los que el bebé no tiene que guardar el equilibrio, permiten al niño más movilidad, y son una tentación para los padres ocupados. Pero en realidad los niños no los necesitan, así que ¿por qué no permitir que sean ellos los que busquen su propia movilidad? Los caminadores de arrastre, con ruedas, permiten una progresión más natural de las habilidades de ponerse de pie y caminar, pero a veces salen disparados. Por lo general, este tipo de caminadores funcionan mejor sobre una alfombra gruesa, césped o arena. De todos modos, si le das tiempo y libertad de movimientos, tu bebé pronto se hará cargo de sus propios pasos.

Por consiguiente, en cuanto a bebés y niños se refiere, lo mejor es permitir que se desarrollen por sí mismos. Lamentablemente el uso del cuerpo del niño comienza a deteriorarse hacia el final de la etapa preescolar y decae aún más, y de manera alarmante, durante toda la infancia y la adolescencia. El capítulo final habla de por qué sucede esto y qué deberían hacer los padres y los profesores —y también los propios niños— para evitarlo.

El potencial de nuestros hijos:
visión según la Técnica Alexander

La genuina expresión de felicidad de un niño aparece cuando, estando sano, se dedica por completo a hacer lo que le interesa.

F. M. Alexander[1]

Hacia los dieciocho años, son muchos los jóvenes que dan muestras de ciertas alteraciones en su funcionamiento físico y mental. A esta edad, la ausencia de marcados defectos posturales –cuello y cabeza echados hacia delante, hombros encorvados, pelvis torcida, espalda doblada, rodillas bloqueadas y más alteraciones– es una excepción.[2] Recientes estudios han descubierto que nada menos que un 25 por 100 de adolescentes sufren dolor de espalda, y a algunos les dura más de una semana.[3] Hoy día, según un estudio realizado en Inglaterra,[4] los niños de entre once y catorce años no pueden mantener la atención durante períodos de tiempo prolongados,

1. F. M. Alexander, *Constructive Conscious Control of the Individual*, Centerline Press, 1986 (reimpresión a finales de 1923), p. 291.
2. W. Barlow, *The Alexander Principle*, Arrow, 1975, pp. 152-155.
3. *Physical Education in the National Curriculum*, HMSO, 1992.
4. Schools Health Education Unit at Exeter University, *Young people in 1992: A Survey*, en *The Sunday Times*, 28 de febrero de 1993.

sienten desafección por la vida mientras se muestran alineados, ansiosos y adictos a la televisión, y se obsesionan con su apariencia física. Y todos conocemos la preponderancia de los dolores de espalda en la edad adulta.

¿Qué es lo que va mal? Vivimos en unos tiempos cada vez más inciertos en los que el papel de la educación –el cual vive tiempos de gran agitación– está siendo sometido a grandes debates. ¿Cuál debe ser la responsabilidad de los profesores y qué es lo que podemos hacer los padres?

Uno de los profesores pioneros en la enseñanza de la Técnica Alexander, Patrick Macdonald, afirmaba que la educación es el nombre que se da al «proceso en el que se priva a los niños de su herencia natural», y que el trabajo de los profesores de la T. A. es el de la reeducación. «Les devolvemos parte de aquello que se les ha robado».[5] Alexander tenía una visión de la educación basada en el profundo conocimiento de los descubrimientos que había realizado. John Dewey (1859-1952), quizás uno de los filósofos norteamericanos más importantes de la primera mitad del siglo XX, cuyas ideas han influido enormemente en el desarrollo de la práctica educativa actual, prologó tres de los libros de Alexander. En *El uso de sí mismo*, Dewey afirma:

> Sin el conocimiento de lo que constituye una saludable vida psicofísica, es muy probable que nuestra pretendida educación sea una educación errónea [...] La Técnica Alexander proporciona al educador un estándar de salud psicofísica [...] y además aporta un método para que ese estándar sea progresivo y constante y el alumno lo asuma conscientemente. Crea, por tanto, las condiciones para la dirección central de todos los procesos educativos especiales. *Guarda la misma relación con la educación que ésta guarda con todas las demás actividades.*[6] [La cursiva es de los autores].

Se trata de una gran reivindicación por parte de Dewey (y está claro que era totalmente consciente de sus implicaciones) y nosotros también debemos sostenerla. ¿Nos acercamos al tipo de educación que anhelamos

---

5. P. Macdonald, *The Alexander Technique As I See it,* Rahula Books, 1989, p.11.
6. J. Dewey, prólogo a F. M. Alexander, *The Use of The Self,* Gollanz, 1985.

que tengan nuestros hijos? ¿Qué significaría para el aprendizaje infantil que maestros, padres e hijos tuvieran cierto conocimiento de la Técnica Alexander?

En primer lugar, podríamos identificar algunas de las causas de la mala utilización del cuerpo que nos afecta a la mayoría en la edad adulta. Seguiríamos el desarrollo de los niños a lo largo de su primera infancia, niñez y adolescencia. ¿Qué nos enseña el planteamiento «operativo» de Alexander expuesto en el capítulo 1? Examinaremos en cada etapa qué es lo tú puedes hacer como padre o como profesor para evitar el mal uso del cuerpo y los problemas que eso pueda acarrear; y también veremos qué es lo que los chicos pueden hacer por sí mismos.

Cómo nos equivocamos

Los niños muy pequeños son extraordinariamente sensibles, «abiertos» e influenciables, y actúan como «barómetros emocionales» frente al estrés y las tensiones familiares. No muestran una división clara entre lo mental y lo físico, sino que expresan sus sentimientos y frustraciones de una manera intensa, inmediata y física. Pero enseguida aparece una especie de «amortiguación» –a veces a una corta edad–, una pérdida de expansividad, de energía, de entusiasmo. En la adolescencia pueden mostrarse huraños, sombríos y llegar a aislarse, no sólo de los demás sino, en parte, de ellos mismos. Los padres acostumbran a preocuparse tanto de ese «pasotismo» que de hecho no llegan a escuchar o respetar los intereses y las preocupaciones de sus hijos.

Son muchos los factores que poco a poco socavan la confianza, la libertad de movimientos y las posturas de un niño en edad preescolar. Quizás el más importante sea la imitación –en gran medida inconsciente– de quienes le rodean: de sus padres al principio; luego, de los maestros y de otros niños (la presión que reciben de los niños de su edad es increíblemente fuerte, entre ellos suelen ridiculizarse por parecer «diferentes»), y más tarde de los roles sociales de su cultura juvenil. Y, al hacerlo, empieza a adoptar el mal uso y los hábitos de estrés de aquellos con quienes se identifica o contacta.

A medida que se va haciendo mayor, el colegio ejerce sobre el chico una mayor influencia. El colegio y el hogar pueden trabajar conjuntamente, pero hay padres que delegan en la escuela la enseñanza de sus hijos y no saben ver el valor que tiene su propia contribución al aprendizaje. En el colegio, el ambiente general y el acceso al aprendizaje afectarán profundamente al niño en el «uso de sí mismo». No debemos olvidar que se le *exige* estar allí. Esto puede ser una experiencia muy negativa y es probable que el niño sienta que la mayor parte del tiempo no controla su aprendizaje, lo cual puede ocasionarle ansiedad, aburrimiento y confusión, y constituir una base para el fracaso.[7]

En las clases, los profesores batallan cada vez más en «modo supervivencia», y el niño necesita inevitablemente subordinarse a los requisitos de un sistema de dirigir largas clases. El estrés emocional puede pesarle más, afectando a su imagen corporal y al modo de sostenerse por él mismo. Estará sentado más tiempo del deseable en unas sillas que no son apropiadas para él: con frecuencia, en primaria a los últimos alumnos les queda pequeño el mobiliario de la clase antes de pasar a secundaria. A una edad temprana ya se espera de ellos que usen ordenadores, la cuestión es *cómo se usa él mismo* mientras maneja la máquina. Las actividades físicas que emprenderán, gimnasia, danza, deportes y juegos, no compensan adecuadamente el desequilibrio creado tras haber pasado demasiadas horas sentado en posiciones extrañas, y las cosas aún puede ser peores: el niño tendrá el mismo sentido corporal deteriorado en todas sus actividades. Los cambios en la alineación corporal debidos a accidentes y lesiones pueden llegar a ser comunes.

Es posible que no veamos en nuestros hijos los efectos de todas esas influencias, pues son graduales y comunes y no los valoramos (al mirar atrás, es difícil decir en qué momento se inició el deterioro). Además, los niños no se quejarán si no se les toma en serio, ellos acostumbran a ajustarse a nuestras expectativas. El ser humano tiene una gran capacidad para vivir con distorsiones, ya sean físicas o emocionales (y generalmente ambas); cuando el funcionamiento se ha alterado, el deterioro grave del «uso *de uno mismo*» ya suele estar firmemente establecido.

---

7. J.Holt, *How Children Fail*, Penguin.

El niño en la etapa preescolar

El niño en edad preescolar aprende a un ritmo extraordinario. El cerebro de un niño de un año pesa dos tercios de lo que pesará al ser adulto; hacia los dos años, la estructura de la corteza cerebral no es esencialmente diferente a la del cerebro de un adulto —la mayoría de las principales interconexiones de las fibras nerviosas ya se han creado—; y hacia los cinco años, el cerebro está al 90 por 100 de su peso de adulto.[8]

Los músculos se desarrollan de la cabeza hacia abajo y desde el centro del cuerpo a la periferia. El primer signo de control del movimiento muscular —comparado con la actividad refleja— es el control de los músculos del cuello: hacia los ocho meses, la mayoría de los niños ya pueden sentarse sin apoyo (Fig. 152). Los huesos crecen de tamaño y aumentan de peso durante toda la infancia, pero generalmente no se suele apreciar que hay ciertos huesos que no están presentes en el nacimiento de un bebé, así por ejemplo hasta los doce meses no aparecen tres huesos de la muñeca, y los otros seis se van formando a lo largo de la infancia y de la adolescencia. Los conductos nerviosos de los dedos pulgar e índice no maduran hasta un período que va de los cinco a las siete años (en las niñas suele ser un poco antes). Estos datos sobre el desarrollo físico tienen una gran repercusión en

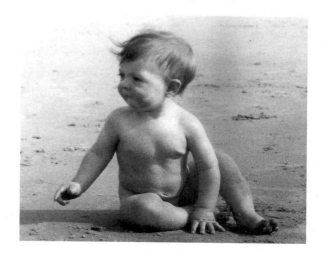

Fig. 152. La cabeza sustenta todo el cuerpo de una manera perfectamente equilibrada.

---

8. Gran parte de la información de este capítulo se ha extraído de: *Your Child's Development*, de R. Lansdown y M. Walker, Frances Lincoln, 1991.

213

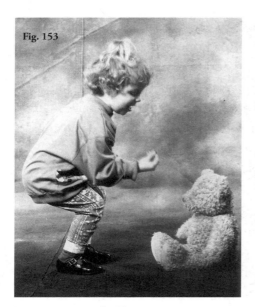 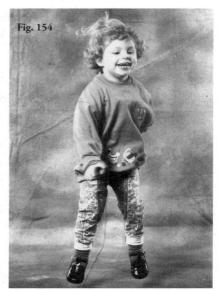

Figs. 153 y 154. El niño se mueve con total libertad.

el desarrollo de las habilidades manuales y son la razón de por qué el desarrollo de la motricidad fina necesaria para la escritura necesita su tiempo.

Los niños entre uno y tres años son barrigones y culones, pues aún no tienen bien desarrollados los músculos de la barriga y de la espalda, el hígado es más grande y la vejiga no está aún en la cavidad pélvica. Hacia el año, comienzan a caminar. A los dos años, el niño ya no presenta tanto peso en su parte superior, camina sobre una base más estrecha, y al andar empieza a inclinarse hacia delante, flexionando los tobillos de manera que los talones bajan antes que el resto del pie. En esta época empiezan también a caminar con pasos más largos, y a correr. Hacia los tres años, el niño ya puede aguantarse con una sola pierna durante unos segundos (muchos adultos no pueden hacerlo con facilidad); y comienza a sostener un lápiz como los adultos, en vez de cogerlo con todos los dedos de la mano. El tamaño de los músculos aumenta en proporción al peso del cuerpo; ésta es una época en la que están en acción continuamente, a veces sin descanso, y en la que llevan a cabo actividades más habilidosas. Cuanto más cosas pueda hacer el niño, y más oportunidades tenga para practicar sus habilidades –que él elige–, más las desarrollará (Figs. 153 y 154).

En cuanto al desarrollo psicológico se refiere, muchos niños muestran tener un gran sentido de la identidad entre los dieciocho meses y los dos años, así, por ejemplo, se reconocen con claridad frente a un espejo y también en las fotografías. (El principio de las imágenes corporales –de tamaño y forma– llega unos seis meses después). En esta época empiezan a desarrollar el control de la vejiga y de los intestinos. Es la etapa también del desarrollo del lenguaje, en la que una de las palabras más pronunciadas es «¡no!».

La Técnica Alexander

Alexander trabajó ocasionalmente con niños de dos años de edad. En el campo de trabajo de Alexander la experiencia general con niños en edad preescolar es muy limitada –y a buen seguro no en la manera más efectiva de atender sus necesidades–. Así pues ¿qué relación tiene la T. A. con el niño en edad preescolar?

Gran parte de la técnica será transmitida indirectamente a los niños a través del estado mente-cuerpo de sus padres. No sabemos qué gran parte de la conciencia de los niños a esta edad está constituida por la información sensorial, pero sí sabemos que en años posteriores los pensamientos y las preocupaciones emocionales pueden obstruir gran parte de nuestra conciencia corporal. La presencia de los padres, su tono de voz, la calidad «auditiva» de su tacto, todo ello tiene un efecto inmediato en los niños. Una vez más, es nuestra la responsabilidad de la repercusión que nuestro comportamiento tendrá en ellos: no tenemos que ser perfectos –¡la vida no lo es!–, pero podemos cambiar en la medida que nos sintamos capaces de hacerlo.

Una parte importante del sentido de identidad del niño es la autoestima. Decir y mostrar a nuestros hijos que les queremos, especialmente cuando estamos enfadados con ellos, es muy importante. En nuestro trato con los niños, una premisa de trabajo muy útil –la cual fomentará su independencia y confianza en sí mismos– es tener en cuenta que son casi adultos, pero sin la experiencia y el conocimiento que deriva de ello. A menos que un niño esté haciendo algo que sea peligroso, es preferible intervenir sólo cuando nos lo pida. Nuestras ganas de intervenir reflejan más nuestros impulsos de controlar su aprendizaje, que la necesidad que ellos tienen de que dirijamos su aprendizaje. Como padres, es probable que tengamos ya una agenda para ellos, esperando que actúen de cierto modo o que cumplan con nuestras expectativas de «éxito». Es mucho más difícil, pero también muy importante, respetar al niño que es, confiando en que, dándole oportunidades para que aprenda, él las utilizará cuando las necesite. Y a través de sus juegos —a menudo denominados el «trabajo de los niños»— tenemos la oportunidad de entrar en el imaginativo mundo infantil. Tumbarnos junto a ellos en el descanso de mediodía puede ser un juego en el que nos sintamos cómodos y podamos contarles cosas.

El gran debate de la educación

El tema de la educación se ha dividido durante mucho tiempo en una batalla entre «tradicionalistas», quienes hacen hincapié en enseñar y en lo que se enseña, y los «progresistas», que se centran en el aprendiz y en el aprendizaje que tiene lugar cuando la educación se basa en el niño, aunque en la práctica las opiniones de los dos extremos se encuentran. Alexander se interesó mucho por este tema y vio la respuesta en, digamos, un camino intermedio:

> «Dale a un niño control consciente y le estarás dando desenvoltura, un punto de partida esencial en la educación [...] le estarás capacitando para cualquier tipo de vida [...] Sin esa desenvoltura, que no está en los planes de los antiguos métodos educativos ni tampoco de los modernos, se verá enseguida limitado y deformado por su entorno».[9]

La educación de los niños se ha resentido indudablemente en muchos países como resultado de unos cambios extraordinarios en una política educacional de los últimos años que niegan las condiciones necesarias para una reforma reflexiva y paciente. Muchos de los cambios, implantados con demasiada precipitación, no han dado pruebas de haber mantenido su generalizada aprobación.

---

9. F. M. Alexander, *Man's Supreme Inheritance,* Centerline Press, 1988, pp. 81-92.

El mayor cambio ha tenido lugar en la enseñanza de la escuela primaria, en la que ahora se enseñan muchas más cosas, y por consiguiente muchas de esas cosas se contemplan tan sólo de manera superficial. Así pues, ¿cuáles son las implicaciones de quienes tenemos una visión de una educación más holística que bien pudiera ser respaldada por una interpretación de la Técnica Alexander? ¿Y en qué modo podría afectar la T. A. en el contenido y –aún más importante– en el enfoque de materias como la lengua (en el aprendizaje de habilidades básicas como la escritura, la lectura y la conversación y la escucha), las ciencias (cómo trabajamos), la educación física y la música? ¿Y qué podemos hacer los padres, los profesores y los niños al respecto?

La primera infancia

Un niño de cinco años es potencialmente más sereno y desenvuelto que un niño de preescolar.[10] Es igual de activo, pero sus movimientos son más controlados y económicos y puede mantener una misma postura durante más tiempo. Sin embargo, se mantienen relativamente quietos gracias a que pasan muchas horas delante del televisor, a veces con la postura de desplome que tan bien tienen asumida los miembros mayores de la familia. Algunos padres se sienten tentados a dar la lata a sus hijos con lo de «siéntate recto», sin embargo, si esta instrucción es atendida, aunque sea bien intencionada (pero quizá se quede en un encogimiento de hombros) seguro que producirá tensión y después más encorvamiento cuando la fatiga supere al niño. En un pequeño estudio realizado en un colegio norteamericano se descubrió que la mayoría de los niños de seis y siete años no podían sentarse con las piernas cruzadas sin desmoronarse de mala manera; los músculos ya se habían tensado y acortado y el «envejecimiento» ya estaba en marcha.[11]

---

10. En Inglaterra la escuela primaria se inicia a los cinco años, y no a los seis como en España. (N. de la T.)
11. A. Mathews, «Implications for Education in the Work of F. M. Alexander: An Exploratory Project in a Public School Classroom», tesis no publicada, Bank Street College of Education, 1984, p. 38.

Un reciente estudio sobre el dolor de espalda puso de manifiesto que la mayoría de los alumnos de primaria en las aulas cuentan con unos muebles que no son los adecuados para su altura.[12] Las sillas, a menudo elegidas porque es fácil almacenarlas, están inclinadas hacia atrás y son demasiado bajas, pero el principal problema es que los colegios no tienen una amplia variedad de muebles. Además, según la disposición típica de las aulas – trabajo en pequeños grupos alrededor de una mesa del mismo tamaño y altura–, los niños, que necesitan girarse cuando el profesor requiere su atención, no pueden mantener una postura correcta y hacer buen uso del cuerpo. Estamos creando en nuestras salas de estar y escuelas una multitud de futuros sufridores de espalda. Nada de esto parece contemplarse como prioridad. ¿Considerarías, tal vez, plantear este tema en la escuela de tus hijos?

La escritura

Generalmente, al enseñar a escribir, la atención se centra en el resultado sobre el papel que tiene el niño frente a él –el fin–, y en absoluto en *cómo* adquiere la habilidad de escribir.

Si te fijas bien en cómo escribe la mayoría de la gente, podrás observar todo tipo de tensiones musculares en algo que debería ser –finalmente– la tarea relativamente insignificante de desplazar un pequeño objeto –el lápiz– por una pequeña distancia. ¿Por qué a menudo, pongamos como ejemplo, la lengua no deje de moverse o se aprieta la mandíbula?

La cuestión de por qué la mayoría de nosotros inclinamos el papel para escribir tiene que ver con el desarrollo de un tipo de escritura fluida. Esto tiene una importancia fundamental tanto en el colegio como en la vida diaria, y en hacer de la escritura una actividad que proporcione placer y orgullo. Observa que por lo general la persona diestra inclina el papel hacia la izquierda, sigue con la cabeza la orientación de los ojos hacia la línea de la escritura, y echa la cabeza y el cuello hacia delante, sobre todo si la superficie donde escribe es demasiado baja y no está inclinada. Esto hace que los músculos trabajen excesivamente en el lado derecho del cuello y de

---

12. *The Times Educational Supplement*, 5 de febrero de 1993. Presentado en The National Back Pain Association, estudio cuya publicación estaba prevista en *Ergonomics*.

la nuca, que el hombro derecho se encorve más que el izquierdo y que la tensión se extienda hacia el brazo derecho, el que escribe.

Escribir «apretando»

Existen diversas maneras de apretar creando tensión. La más común es la que generalmente se aconseja: la de sujetar el lápiz entre las almohadillas del pulgar y del índice, y contra el lateral del dedo medio. Según entrevistas informales que hemos realizado en talleres, parece ser que un tercio de los adultos tiene o ha tenido callosidades en el dedo medio de la mano con la que escribe: nuestra conclusión es que la manera recomendada de sujetar el lápiz no es correcta. Al sujetar de este modo, la mano se levanta con la muñeca tensa, los dedos y los nudillos empalidecen con la presión y el codo tiende a elevarse de ese lado, bloqueando el brazo dentro del hombro. El movimiento del lápiz lo controla un pulgar mal flexionado que bloquea la muñeca y presiona el lápiz contra el lateral del dedo medio, mientras que el índice queda en hiperextensión.

El arte de la escritura –dejando el brazo relajado– es una de las habilidades básicas que debemos y tenemos que aprender bien *desde el principio.* Hay buenas pruebas (en ilustraciones y manuales de primera escritura) de que esto es una práctica común.[13] Una vez establecida, es difícil cambiar la manera incorrecta de sujetar el lápiz. Por consiguiente, los maestros y los padres tienen una importante labor que desarrollar en este sentido, pero, si los niños a su cargo tienen posibilidades de adquirir buenos hábitos, lo primero que deben hacer es revisar el modo en que ellos mismos escriben. Descubrirás que si no inclinas el papel, si lo colocas un poco a la derecha, tu cuello y tu brazo derecho lo tendrán más fácil. Y, si estás dispuesto a experimentar nuevas maneras de sujetar el lápiz, descubrirás que, a fin de mantener relativamente libre el brazo con el que escribes, será necesario que emplees *las almohadillas de los tres primeros dedos.* Esto debe ocurrir, por supuesto, en el contexto de un buen uso general del cuerpo, facilitado por una buena

---

13. Véanse, por ejemplo, las siguientes pinturas: *Kit's Writing Lesson,* de Martineau (1826-1869); *Erasmus,* de Metsys y Holbein; las ilustraciones en Jarman C, *The Development of Handwriting Skills,* Blackwell, 1979, pp. 100 y 120.

disposición de la silla y de la superficie sobre la que se escribe. (En cuanto al material de escritura, opinamos que no hay nada como un lápiz blando, o de punta de fibra –aunque se rompen fácilmente–, o bien una pluma estilográfica: ningún otro instrumento se desliza más suavemente sobre el papel. Los bolígrafos suelen resbalar y ello hace que los «agarremos» para evitar malos movimientos, incluso los bolígrafos modernos tienden a arañar).

Acabar con hábitos antiguos no es nada fácil, pero si se aplican con paciencia los principios de la Técnica Alexander es posible hacer grandes progresos para eliminarlos. Verás entonces que tu codo conduce la mano por la página, que la muñeca está más relajada y que los movimientos del los tres dedos que sujetan el lápiz son más suaves. Y también la actitud del antebrazo cambiará bastante: a unos 45 grados del papel podrás mantener éste recto frente a ti, sin apretar el brazo y sin la necesidad de inclinar la cabeza hacia un lado; entonces, notarás que todas las partes del cuerpo hacen un buen papel en la tarea de escribir, y sólo eso.

Los zurdos tienen problemas a causa de un alfabeto y una escritura pensada exclusivamente para el mundo de los diestros. Con frecuencia, los zurdos intentan escribir con la mano y la muñeca en una posición forzada, totalmente cerrados, lo cual, además de producir mucha tensión, puede hacer que se emborrone la escritura. El remedio que suele aconsejarse es el de inclinar el papel hacia la derecha, pero esto, claro está, hace que la cabeza se mantenga en un ángulo forzado. Otra posibilidad, que bastantes zurdos han demostrado en nuestros talleres, es girar el papel de modo que los movimientos de arrastrar el lápiz se realicen en sentido vertical del papel. Esto puede parecer bastante raro, pues deben aprender a leer hacia abajo, y no a lo ancho de la página, pero parece ser una muy buena solución y vale la pena investigarlo.

La ciencia

Los sencillos conceptos anatómicos pueden llegar a ser muy relevantes y prácticos. Anteriormente hemos mencionado dos errores comunes en el «mapa corporal» de los adultos: confundir la localización de las *articulaciones* de la cadera con la de los *huesos* de la cadera, y la tendencia a mover los hombros innecesariamente, como si formaran parte de los brazos. Existen otros, y se pueden mostrar las distinciones claramente al niño, utilizando su propia experiencia, examinando el esqueleto o consultando un libro de anatomía. Quizás el error más importante sea creer que la articulación donde la cabeza se equilibra en el cuerpo está más baja de lo que en realidad está: esto lleva a unos movimientos burdos y tensos del cuello y la cabeza cuando, por ejemplo, el niño está mirando su trabajo. Ser más consciente de esos conceptos da al niño la ocasión de elegir cómo usar su cuerpo y refuerza su aprendizaje, más que memorizar los hechos para pasar una prueba. Alexander observó lo siguiente:

> ... descubrir «cómo funciona» es un deseo natural en cualquier niño, y [...] en los colegios en los que se han hecho experimentos para la reeducación con carácter general [...] no tardan en darse cuenta de que ellos mismos son las máquinas más interesantes.[14]

La música

Los profesores de música tal vez no prestan suficiente atención a los problemas que conlleva tocar un determinado instrumento o cantar, ni en cómo los niños pueden prepararse para interpretar música de una manera más efectiva y placentera. Muchos adultos abandonan la música porque no estaban «hechos» para practicarla cuando eran pequeños. Si tocar música no nos proporciona placer, quizás es mejor no implicarse en ello. A algunos niños les gustaría tocar mejor, pero aprenden más lentamente de lo que deberían: los malos hábitos de interpretación se adquieren a temprana edad y luego es difícil deshacerse de ellos. Y, en especial, «abalanzarse» hacia una pieza musical desconocida —empezar con ella sin haberse creado mentalmente una clara idea de ella, antes de acercarse al instrumento— es probable que lleve a impedir progresar y a desanimarse a la hora de dominar piezas más complicadas.

Hay instrumentos, como el violín, la viola, el saxofón y la flauta, que son especialmente difíciles de tocar, y en ese caso lo más prudente sería que tu hijo tuviera alguna orientación de la Técnica Alexander al inicio de su aprendizaje técnico: los profesores de instrumentos a menudo no tratan con suficiente

---

14. F. M. Alexander, *Constructive Conscious Control of the Individual*, p. 291.

atención los problemas *mecánicos*. Por ejemplo: podría sujetarse suavemente el violín entre la barbilla y el hombro, no es necesario sujetar fuertemente el instrumento, clavar la cabeza hacia un lado y girar y comprimir la columna. Los niños más esbeltos necesitarán que se les ayude especialmente para que los hombros más amplios (y si puede ser también la barbilla) descansen.

La educación física

El mensaje que se da a los niños en edad escolar, de los cinco a los dieciséis años, es que el ejercicio (sobre todo el ejercicio aeróbico) es bueno para él. Apenas se mencionan los *riesgos* de hacer deporte, o cómo valorar, en un caso concreto, si cierto ejercicio puede acarrear más daños que beneficios.

Lamentablemente, eso no es algo por lo común que esté en conocimiento de los profesores de gimnasia o los monitores de deporte. He aquí unas recientes observaciones hechas por un estudiante de la Técnica Alexander durante sus prácticas de aprendizaje:

> «La clase de gimnasia para un grupo de 10 años de edad comenzaba con niños sin ningún calentamiento (habían estado esperando en un pasillo), consistía en ¡unos vigorosos y rápidos abdominales que realizaban con los pies enganchados en las espalderas! Eso era el "ejercicio de calentamiento" antes de empezar la clase en sí».[15]

Alguien que utilice esos métodos podría afirmar que los niños no se quejaban de sufrir lesiones. Pero una de las cuestiones que plantea este libro es la necesidad de dar pasos prudentes que prevengan posibles daños. Que los niños no digan que tienen dolor no significa que: a) no lo tengan, b) que acumular tensiones no acabe produciendo unas lesiones –no reconocibles en una primera etapa– que saldrán a la luz en la adolescencia o en edad adulta.

Así pues ¿qué actividades físicas podrían fomentarse? Pues aquellas que los niños elijan por sí mismos, no las que les implantemos a la fuerza. Por lo general, el movimiento libre, la danza popular, el caminar y la natación deberían llegar antes que otras actividades deportivas más especializadas. Un

---

15. L. Guillard, comunicación personal.

objetivo importante sería el de mantener o recuperar el modo de flexionarse que los niños de preescolar utilizan de una manera sencilla y natural. La capacidad de ponerse en cuclillas cómodamente fue un paso necesario en la evolución hacia la postura erguida. Hay que añadir que para mantener una postura erguida mientras se está sentado o de pie es de gran ayuda el saber estar de cuclillas con facilidad (además de la importancia de esto último en las mujeres gestantes). Según una pequeña encuesta, en Estados Unidos, sólo la mitad de los niños de primaria aún podían ponerse de cuclillas, con los talones hacia abajo, de manera cómoda; un cuarto de ellos se tenían que encorvar para impedir caerse hacia atrás, con los talones sin tocar el suelo.[16] Hace poco observamos a un gran número de niños de primaria patinando en una pista de hielo que se había montado a mitad de trimestre a la entrada del colegio. Casi todos ellos intentaban patinar de un modo que les forzaba a mantener las articulaciones de las piernas totalmente tensas. En la adolescencia, los malos hábitos se afianzan, aunque los músculos no lleguen a estar aún irrevocablemente acortados. *En la actualidad, un niño que se flexione tiene un aspecto anómalo.*

La adolescencia

Entre la primera etapa y la mitad de la pubertad, los huesos crecen rápidamente, y los músculos, en consecuencia, tienen que alargarse. Curiosamente, este período es el opuesto a la primera etapa de crecimiento: ahora éste se produce desde la periferia hasta el interior del cuerpo. El hecho de que las piernas se desarrollen antes que el torso y las manos y los pies antes que los brazos y los muslos explica la falta de garbo de la adolescencia –aparte de la mala coordinación que casi por seguro aparece–. Los llamados «dolores de crecimiento», cuya causa se desconoce, pueden producir unos desagradables calambres en el cuerpo del músculo, que no en las articulaciones. En esta etapa las articulaciones suelen estar especialmente sensibles y también inflamadas debido al abuso de ejercicios gimnásticos repetitivos.

---

16. Mathews, «Implications for Education», p. 39.

Las posturas de trabajo

En la actualidad, los niños de primaria suelen medir unos 10 centímetros más que a principios del siglo XIX. En los colegios, pasan la mayor parte del tiempo sentados, leyendo y escribiendo. ¿Se han adaptado las mesas y sillas de los colegios a estos chicos más altos? No sólo se han ignorado los puntos de vista de la ergonomía del siglo XIX, sino que las condiciones actuales han empeorado: los escritorios, que solían estar inclinados, ahora están en plano horizontal; los asientos, que solían estar planos, a veces con un pequeño apoyo para la espalda, ahora están inclinados hacia atrás y con un apoyo totalmente inadecuado.[17] Gran parte de las sillas de los colegios son más bajas que la altura estándar que tienen las sillas de comedor, que con 46 centímetros serían adecuadas para alguien que midiera sólo 1,52 centímetros pero en la adolescencia la mayoría de los chicos –incluso los de once y doce años– sobrepasan esa estatura.

Tenemos una gran responsabilidad en cuanto a crear condiciones que permitan un crecimiento adecuado y un buen desarrollo. Debe evitarse cualquier cosa que provoque una postura forzada. Hay que elegir bien el

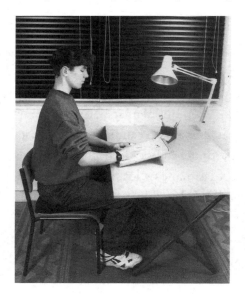

Fig. 155. Una silla ligeramente inclinada hacia delante y adecuadamente alta, y un escritorio con una superficie inclinada ayudarán a mantener una postura más extendida a la hora de estudiar.

17. Gran parte de la idea de «sentarse activamente» proviene del trabajo de A. C. Mandal, *The Seated Man,* Dafnia Publications, Dinamarca, 1985.

mobiliario, empezando por la silla y después ajustar en consecuencia el resto de elementos del puesto de trabajo. *Grosso modo*, la altura del asiento (medida desde los isquiones del niño –huesos de la pelvis sobre los que nos sentamos–) en una silla ligeramente inclinada hacia delante unos 4 grados debe ser el 30 por 100 de la altura del niño, de modo que la cadera quede notablemente más alta que las rodillas para evitar que la pelvis se incline hacia atrás y la parte inferior de la columna quede plegada. La altura del escritorio debe ser aproximadamente la mitad de la altura del niño (midiendo desde la superficie donde se escribe, con una inclinación de unos 15 grados) a fin de impedir que la cabeza y el cuello queden adelantados y ejerzan presión sobre la parte superior de la columna (Fig. 155). Calcular el gradiente fijo de un escritorio (ángulo de 15 grados) o el gradiente ajustable (de 15 a 30 grados) podría ser un buen proyecto para que cualquier alumno lo presentara en clase de tecnología.[18]

A la hora de sentarse frente a un ordenador, las consideraciones respecto a las silla de trabajo son las mismas, si bien el usuario tenderá a sentarse más verticalmente, en vez de inclinarse hacia delante partiendo desde la cadera como al escribir. El teclado debe estar a tal altura que el antebrazo quede casi paralelo al suelo, y el codo ligeramente más alto que el antebrazo para que la muñeca esté en su posición más neutra (a fin de evitar lesiones por un esfuerzo repetitivo). La parte superior de la pantalla deberá estar aproximadamente a la altura de los ojos, de modo que la cabeza quede libre y alta sobre el cuello, con la vista un poco hacia abajo para leer los caracteres en el centro de la pantalla, y algo inclinada hacia delante para que la línea de visión quede en ángulo recto a la pantalla (así se evitan problemas de cuello y hombros y fatiga visual).

Son excepcionales los colegios que cuentan con salas de ordenadores acomodadas a las diferentes medidas de los alumnos. No se anima a los chicos a que aprendan a manejar bien el teclado para evitar crear tensiones y movimientos extraños de cabeza y ojos frente a la pantalla y el teclado. Para evitar tener que estirar el cuello hacia un lado a la hora de teclear un texto, se debe aconsejar utilizar un atril.

---

18. J. Drake, *The Alexander Technique in Everyday Life*, Thorsons, 1996.

La educación física

Es discutible que se deba obligar a los muchachos a realizar unos ejercicios físicos intensos que no desean realizar; no es la fórmula adecuada para que sigan practicando deporte cuando entren en la vida adulta.

¿Está comprobado que realizar una actividad física intensa es necesario para protegernos de las enfermedades del corazón? A menudo se aconseja, por ejemplo, caminar llevando pesas en las manos o en los pies a fin de aumentar el ritmo cardíaco y gastar más calorías. Pero el hecho es que la mayoría de nosotros ya realizamos demasiado esfuerzo al caminar, pues lo hacemos con las piernas tensas y demasiado presión en la columna lumbar. Seguramente, la medida más inteligente sería animar a nuestros muchachos a que caminarán mejor, no a derrochar energía inútilmente. Otra consideración a tener en cuenta es que hay otros muchos medios para evitar las enfermedades de corazón que simplemente sudar tinta, a saber: encontrar una ocupación que satisfaga y mantener unas relaciones personales estimulantes.

Hay ciertas actividades físicas que, desde nuestro punto de vista, deben indudablemente evitarse. Entre ellas el levantamiento de pesas y los ejercicios aeróbicos (la moda de las clases de *step*), con frecuencia acompañados de una música que impone un ritmo determinado de modo que el estudiante tiene pocas oportunidades de registrar las respuestas del cuerpo; ejercicios gimnásticos que afectan al control primario; bailes con desmañados movimientos repetitivos; y deportes que requieren realizar flexiones y torsiones de la columna que ejercen presión en los discos vertebrales, como por ejemplo el hockey y el squash. (Los jóvenes sin un historial familiar de problemas de espalda, de constitución fornida, es posible que se libren de todo eso). Quizá quienes tienen habilidades especiales deseen explotarlas, pero se les debe advertir del riesgo de acabar con una discapacidad, incluso en los inicios de la edad adulta.

El problema principal radica en que cuerpo y mente se contemplan por separado: se enfoca la educación física como un remedio para los malos hábitos posturales del trabajo escolar. Por un lado, no se muestra a los jóvenes cómo trabajar inteligentemente sus actividades «físicas», y por otro, cuando están concentrados en un trabajo «mental» se da poca importancia al «instrumento» principal, el cuerpo.

El enfoque de Alexander respecto a la educación y lo que podría ser

Alexander puso en marcha un escuela de estudios primarios en Inglaterra, en 1924, la cual siguió en funcionamiento hasta los primeros años de la Segunda Guerra Mundial (a consecuencia de la guerra, los niños fueron evacuados a Estados Unidos). Los alumnos solían tener dificultades de aprendizaje de uno u otro tipo. Recibían clases particulares sobre la Técnica Alexander (y también sus padres), y si bien el proyecto curricular era el habitual en aquellos tiempos, la enseñanza corría a cargo de los ayudantes de Alexander. En la bibliografía sobre el tema no existe una valoración detallada de este experimento, pero su larga duración sin ningún apoyo estatal parece denotar que tuvo bastante éxito. Antes de esbozar lo que se denominó «The little school» (La pequeña escuela), daremos una idea general de los objetivos que tenía Alexander y plantearemos algunas de sus ideas en el *proceso* educativo.

Alexander observó que los niños que iban a sus clases y se integraban después en el entorno escolar clásico (bastante represivo para los estándares modernos) no tenían la oportunidad de llevar a la práctica en sus actividades diarias los cambios de uso y funcionamiento aprendidos en las lecciones del método Alexander. La idea básica de Alexander del fracaso de la mayoría de los proyectos educativos queda reflejada en esta declaración de intenciones respecto a «la pequeña escuela»:

> ... *el fin para el que están trabajando (los niños de sus clases) es de escasa importancia en comparación con la manera que dirigen el uso de ellos mismos para la persecución de ese fin).*[19] [La cursiva es de los autores].

¿Persecución-de-fines o medios-a-través-de-los-cuales?

Alexander observó que siempre que se pide a un niño mal coordinado que haga alguna cosa nueva (como, por ejemplo, escribir) muestra signos de ten-

---

19. F. M. Alexander, *The Use of the Self*, Apéndice.

sión al querer hacerlo «bien»: postura tensa, respiración mantenida, expresión fija, poca concentración; y se cansa rápidamente. Por otra parte, cada «intento» fallido no sólo refuerza los antiguos y erróneos hábitos psicofísicos del alumno, asociados a su concepción de un determinado acto, sino que al mismo tiempo le acarrea nuevas experiencias emocionales, como desaliento, preocupación, miedo y ansiedad.[20] Si, en cambio, sostenía Alexander, se presta atención al «modo» en que el niño adquiere determinada habilidad, no se le exige que haga algo hasta que no se da la oportunidad de que lo realice con éxito; y cualquier fallo se contempla calmadamente y se evalúa como una experiencia del aprendizaje. A esto hay que añadir que si el niño tuviera más protagonismo en su propio proceso de aprendizaje, se vería menos inclinado a exigirse en exceso; por lo tanto, la tarea del profesor es estar alerta de cualquier uso incorrecto y ayudar y apoyar al alumno cuando sus esfuerzos por conseguir un fin estén siendo excesivos.

La inhibición y el no-hacer

Se trata de la habilidad de rehusar llevar a cabo una acción a la que nos vemos impelidos, de darse la ocasión de reflexionar sobre lo que se intenta hacer y el mejor modo de conseguirlo. Alexander observó que los niños empiezan el colegio «mal equipados para la inhibición», y que, durante la escolarización, el equilibrio entre intención e inhibición falla a favor de la intención. Quizás esto se da todavía más en la actualidad, debido a la presión de una sobrecarga de información, y de ansiedad, respecto a encontrar un lugar en un mundo inquietante y extraordinariamente rápido. La inhibición, «la voluntad de no hacer», tiene que llegar antes que la acción, que «la voluntad de hacer», de otro modo no será posible mantener la integridad del niño y evitar que su energía se disperse en demasiadas y, tal vez, inapropiadas direcciones. Esto significa cierto desarrollo de la toma de conciencia del niño. Margaret Donaldson, en su magnífico estudio sobre el desarrollo de la mente infantil, afirma: «Si un niño va a dirigir y controlar su pensamiento [...] tiene que llegar a ser consciente de él.[21]

---

20. F. M. Alexander, *Constructive Conscious Control of the Individual*, p. 209.
21. M. Donaldson, *Children's Minds*, Fontana, 1978, p. 94.

La noción sensorial

Para guiarnos en todas nuestras actividades usamos el sentido kinestésico. Cuando este sentido no funciona de manera correcta, obstaculiza la coordinación natural del niño en todas las habilidades del aprendizaje, y casi del mismo modo que afecta a otros sentidos, como la vista y el oído, puede ocasionar problemas de aprendizaje.[22] Se trata de un importantísimo concepto que la mayoría de los educadores apenas tienen en cuenta, en cambio, esa falta de atención tiene una gran repercusión en todos los aspectos del desarrollo del niño y en sus funciones.

«The little school»

Irene Tasker, formada en el método de enseñanza Montessori y también con Alexander, dijo que en todo el trabajo que realizó con los niños en «The little school» contribuyó más la aplicación de la Técnica Alexander en el lenguaje que cualquier otro avance. A continuación, se expone parte de un informe sobre su trabajo, realizado en los años veinte del siglo pasado:

> ... durante los períodos de descanso de los niños se enseñaban, discutían y practicaban la inhibición y las órdenes (direcciones) que se daban para evitar un uso incorrecto; y después se aplicaban en todos los juegos y trabajos de los alumnos. Así, por ejemplo, la representación teatral de final de curso podía prepararse con estos métodos. Todo se tenía absolutamente en cuenta: las situaciones dramáticas y las dificultades, como problemas de presentación, textos y significados, etc. Cada niño se aprendía toda la obra mientras descansaba tumbado y permitía las direcciones, de este modo el uso de la memoria y de cualquier emoción que indicara la obra si iba incorporando dentro de un patrón global de actividades. El niño aprendía a inhibir la reacción inmediata frente a un ruido o una interrupción.
>
> El trabajo se llevaba a cabo prácticamente durante todo el curso, y sólo aproximadamente una quincena antes de la fecha del estreno el niño entraba en acción de manera bastante espontánea. Al llegar a ese

---

22. Mathews, «Implications for Education», p. 5.

momento, al director ya le quedaba poco trabajo por hacer, pues el personaje y la situación ya estaban totalmente asumidos. La Sra. Tasker contaba un gracioso incidente acaecido en la representación al aire libre de *El sueño de una noche de verano,* cuando el vuelo bajo de un avión sobre el jardín apagó por completo las voces de los actores. La pequeña Titania, impasible, con un dedo sobre los labios, supo controlar la situación durante tres minutos seguidos hasta que el intruso se fue. Después, los niños reanudaron la representación calmadamente, como si nada hubiera sucedido.[23]

Tras la Segunda Guerra Mundial, Alexander intentó reabrir su escuela, pero no pudo ser y el experimento finalizó. Ello se debió a ciertas razones de tipo práctico: las bombas dañaron el emplazamiento de la escuela, aunque la principal razón fue que Alexander, que en esa época ya superaba los 70 años, se vio involucrado en una demanda por infamación que él había interpuesto y, si bien salió de ella con éxito, el asunto se alargó cerca de cuatro años.

Otros proyectos

A partir de «The little school» se hicieron diversos intentos de aplicar ciertos aspectos del proyecto Alexander al sistema existente, con resultados variados. Se dice que las ideas de Alexander no se pueden *aplicar,* tienen que *vivirse.* Con todo se realizaron algunos intentos en Inglaterra, Sudáfrica y Estados Unidos que proporcionaron a padres y profesores una incursión en la Técnica Alexander para ayudar a los niños en la lectura.

Jack Fenton, un director de escuela jubilado y conferenciante de temas de educación física y salud, hace más de veinte años estableció unos cuantos proyectos que se impartían durante algunos meses en escuelas inglesas de primaria y secundaria. Vio que los alumnos eran receptivos a las ideas sobre el uso del cuerpo y sus efectos, aunque los profesores no lo eran

---

23. I. Tasker, «Connecting Links», Sheildrake Press, 1978, p. 22; J. Warrack, «Irene Tasker on Education without End-gaining», *The Alexander Journal,* 1968, 6, 4.

tanto. En su libro *Choice of Habit*[24] (La elección de un hábito), aporta multitud de sugerencias para los profesores —en especial para los de educación física— sobre la importancia de tener una visión de la postura y del movimiento libre como base de *todas* las actividades escolares.

Hubo otro experimento que mostró los beneficios extraordinarios de la Técnica Alexander aplicados de manera intensiva en un grupo de niños que tenían problemas con la lectura. Durante las vacaciones de verano, los niños participaron en un curso especial de tres semanas organizado por su colegio. Jean Shepherd, el profesor de la Técnica Alexander que estaba a cargo del curso, les proporcionó atriles para sujetar los libros y ayudó a los niños a encontrar una postura mejor para sentarse. A estos alumnos se les pidió que permanecieran atentos a la información que les daban sus sentidos y que, cuando estuvieran realmente *presentes,* empezaran a centrarse en sus libros de lectura. Jean describe así lo que sucedió después:

A partir de ahí, se trató simplemente de aplicar el principio de la Técnica Alexander: *detenerse, pensar y actuar.* Les di mucho tiempo; les decía que leyeran una frase para ellos mismos –lo hacían y, después, les iba pidiendo de uno en uno: «¿Puedes volver a leerlo? ¿No? Bueno, no importa. Léelo otra vez... ¿puedes *ahora*? ¿Seguro que no? Cuando sepas que puedes volvérmelo a leer, hazlo...[25] ¿estás seguro?». «Sí». Y lo hacían bien, con confianza, sin trabarse. Íbamos por la clase diciendo: detente, piensa y actúa, con todo el tiempo necesario, no importa, nada importa–, pero no hables hasta que sientas la seguridad necesaria, y no importa si te equivocas. Teníamos éxito *al final,* los alumnos estaban muy satisfechos de ser capaces de hacerlo. Yo solía poner el ejemplo de un gato. Observa cómo se sienta un gato cuando se prepara a saltar a un poste. Sabe bien dónde está, sabe dónde quiere ir, y después se mueve. No se pone a hacer cosas raras en el aire, sencillamente lo hace.[26]

24. J. Fenton, *Choice of Habit,* MacDonald and Evans, 1973.
25. J. Shepherd, *Makind our Links with Children's Education,* ocho conferencias desde 1988, Alexander World Congress, en Brighton.
26. *Ibidem.*

Al final de las semanas, los niños, que antes se mostraban desafiantes e impacientes, estaban tranquilos y contentos; todos habían conseguido bastantes mejoras en las habilidades lectoras, y algunos de ellos llegaron a tener el nivel medio de lectura del grupo de niños de su edad.

Fenton alentó la creación de otro proyecto, fundado en 1982 por la Back Pain Association (Asociación del dolor de espalda), cuyo objetivo era proporcionar educación sanitaria a los niños de la escuela primaria con el fin evitarles tener dolor de espalda en años posteriores. El proyecto estuvo cargado de problemas desde su inicio, entre ellos, y no pequeño, se sentaban en unas sillas y mesas mal diseñadas que impedían que los niños hicieran un buen uso del cuerpo mientras leían y escribían; y también el hecho de que algunos de los profesores implicados esperaban resultados instantáneos, la inmediata aplicación en su clase sin ninguna responsabilidad por su parte. Sue Thame, la persona que dirigió el proyecto, era pesimista acerca de la posibilidad de que se produjera un cambio a gran escala en el sistema estatal. La única esperanza desde su punto de vista estaba en que los profesores particulares trabajaran con sus propias clases, de ser posible en escuelas independientes en las que la Técnica Alexander formara parte del compromiso por crear un tipo de educación más holística.[27]

Ann Mathews, una profesora que posteriormente aprendió la Técnica Alexander, aportó un buen número de observaciones y puntos de vista sobre los beneficios de llevar a los colegios del sistema educativo norteamericano una profunda «conciencia Alexander», lo cual beneficiaría a los profesores, a los niños e incluso a las familias. Su propuesta básica era la siguiente:

Los niños serían más conscientes, estarían más integrados, y en consecuencia aprenderían a leer mejor, si en el proceso de no perder la delicada conciencia de un uso equilibrado y eficaz de todo el organismo que habían adquirido sin ayuda alguna al colocarse en la postura erguida.[28] [La cursiva es de los autores].

---

27. Mathews, «Implications for Education», p. 5.
28. *Ibidem*, p. 12.

Ann Mathew empezó a tomar clases de la Técnica Alexander para afrontar el terrible cansancio de su primer año al ejercer como maestra; le habían diagnosticado síntomas de estrés a factores externos, como niños problemáticos, nuevo trabajo, el desplazamiento, y demás, pero a nadie se le había ocurrido que fuera algo relacionado con sus malas posturas o con la coordinación. A medida que Ann mejoró el uso de su cuerpo, empezó a ver a los niños de un modo bastante diferente. Una de las primeras historias que contó fue a un compañero:

Una profesora llamó a sus alumnos, de seis y siete años, y les pidió que se sentaran en el suelo en torno a ella y que escucharan un cuento. La mayoría de ellos se sentaron con las piernas cruzadas, la columna hundida y la cabeza echada hacia atrás mientras miraban a la profesora. Un niño arrodillado estaba cerca de la maestra, muy bien alineado y con la cabeza bien equilibrada sobre el cuello. «Estás tapando a los que están detrás de ti», le dijo en tono de reproche. «Siéntate para que puedan ver los dibujos». El niño se sentó obedientemente y quedó con la espalda hundida como los que le rodeaban.

La profesora no vio lo que estaba sucediendo, no se dio cuenta de que había pedido al niño que pasara de tener una postura equilibrada y atenta, a una estrecha y deformada. Sabiendo que era mejor no protestar, el niño parecía resignado.

Posteriormente, empezó a observar cosas en los niños a los que estaba enseñando:

Empecé a darme cuenta de con qué frecuencia los niños adoptaban posturas tensas cuando pedían permiso para hacer algo, aun cuando tenían bien claro que mi respuesta sería afirmativa, me miraban y encogían los hombros subiéndolos hasta las orejas... Cuanto más me fijaba en su comportamiento más cuenta me daba de la tensión y ansiedad que reflejaba su postura, y más comprendía que estaban totalmente ajenos de lo que se estaban haciendo a ellos mismos. Con frecuencia me ponía a su nivel, bien sentada o de rodillas, y colocaba mis manos sobre sus hombros. Entonces, relajaban la cara, bajaban los hombros y también el tono de voz. Parecía que agradecieran esta ayuda sin palabras que les hacía liberar una tensión innecesaria. *Empecé a preguntarme cómo sería tener una clase en la que esos gestos molestos y tensos desaparecieran prácticamente en vez de estar siempre presentes.*[29] [La cursiva es de los autores].

Ann Mathews describe un proyecto que inició con un trabajo individual y semanal a los profesores y alumnos de primaria que se inscribían en el curso:

Un día Joyce (una de las profesoras) me contó lo que veía al observar a los pequeños a quienes enseñaba caligrafía. «Cuando lo intentan de veras –decía–, empiezan a echarse hacia abajo y a encorvarse. Yo les recordaba entonces lo que tú dirías y algunos cambiaban de idea, pero decidí ir pasando e intentar darles el tipo de ayuda que tú das. Fue divertido. Los que trabajan contigo de manera regular flotaban al menor contacto, pero los otros se dividían en dos categorías: los que parecían pesados como piedras, y yo no tenía ni idea de lo que harías tú en esos casos; y los que se sobresaltaban y se sentaban rígidos y firmemente, lo cual, estoy segura, no era lo que tú consigues ni de ellos ni de mí.[30]

Ann reflexiona sobre su dificultad para llegar a ser más consciente del uso de su propio cuerpo, y describe un momento crucial en el que intentaba dar especial atención a Michael, un niño con un problema de lectura:

Yo le estimulaba con palabras de ánimo. Gradualmente me fui dando cuenta de mi propio uso: hombros contraídos, tórax inmóvil, y los músculos de la cara agotados de tanto demostrar entusiasmo y apoyo, ¡algo terrible! Intenté inhibir la contracción, seguí las direcciones de soltar, alargar ensanchar y la serenidad volvió a mí. Pero aún sentía

29. *Ibidem*, p. 23.
30. *Ibidem*, p. 29.

el impulso de tensarme una y otra vez, *como si enseñar fuero eso, es decir* agotarme a mí misma para dar a otros.

... la importancia de la hora con Michael me hizo caer en la cuenta. Eso era lo que solía hacer siempre en la clase y nunca lo había percibido. Cuando yo expresaba ánimo, interés, entusiasmo, cariño –dicho de otro modo, todo aquello que yo creía que era parte integrante de mi creatividad como profesora–, estaba al mismo tiempo transmitiendo una cantidad enorme de tensión. No era de extrañar que estuviera siempre tan agotada.[31]

Poco después, Ann empezó a formarse a tiempo completo para ser profesora de la Técnica Alexander y, un año más tarde, volvió a sus clases con niños, esta vez con chicos de diez años que eran bastante ingeniosos a la hora de poner a prueba a los profesores. Ann no estaba demasiado segura de cómo empezar, pero decidió trabajar con situaciones más favorables:

A la hora del patio, me acerqué a un par de chiquitas sumisas que siempre estaban revoloteando alrededor de los profesores, deseosas de relacionarse con ellos. Les dije: «¿Os gustaría que os mostrara cómo vuestras cabezas pueden equilibrarse libremente al final de la columna vertebral?» Lo hicieron... Después de equilibrarles la cabeza, hice que se tumbaran de espaldas, en el suelo, con las rodillas levantadas y dejaran la cabeza en mis manos para que sintieran el alargamiento de la columna vertebral.

Al ver el procedimiento, con el que las niñas evidentemente disfrutaron, se acercaron dos niñas más, y después un niñito muy tímido. La siguiente vez que hice eso mismo fue a petición de un grupo de chicas más independientes y algunos chicos más. En ese momento tuve un golpe de suerte. El líder reconocido de la clase, un muchacho inteligente que se sentía bien consigo mismo y amistoso con los demás, y por cierto maravillosamente coordinado y bueno en los deportes, me preguntó qué era aquello que había estado haciendo con los demás.

31. *Ibidem*, p. 25.

Le expliqué que la mayoría de las personas cae en el hábito de hacer cada día las mismas cosas de un modo tenso y poco eficaz, y que cuando deseamos aprender a hacer algo especial, como tocar un instrumento, esos hábitos interfieren en el aprendizaje... Y, por otra parte, si ya tenemos soltura y control, pero nunca hemos pensado en ello porque ya damos por descontado que nos va bien así, es interesante que entendamos por qué nuestra coordinación es tan buena y fiable. El muchacho se interesó de inmediato y pidió su turno para probarlo. El grupo de escolares tímidos, cuando no hostiles, que estaban mirando la escena con manifiesto interés enseguida protestaron porque aún no les había tocado participar. Les complací, y, a partir de aquel momento, siempre que teníamos tiempo libre en la clase, todo el grupo estaba dispuesto a tumbarse en el suelo y permitirme que trabajara con ellos.[32]

Ann se quedó sorprendida al descubrir qué fácilmente –a muchos niveles– respondían los niños al trabajo de Alexander (incluso con alguien que sólo había realizado una tercera parte del aprendizaje de la Técnica Alexander):

Trabajé unos minutos en el suelo con un muchacho que sufría constantemente los malos tratos de los matones de la clase y el desprecio de las chicas. Su postura encorvada, el pecho hundido y su actitud servil reflejaban su experiencia en la clase y, sin duda, también en su casa. Tumbado en el suelo (en posición semisupina) había enderezado su columna vertebral, habitualmente encorvada, y ampliado sus hombros. Varias de las chicas que solían despreciarle estaban esperando su turno y le miraban atentas. En vez de burlarse de él como tenían por costumbre, una de ellas dijo con tono de sorpresa: «Dylan está guapo». Sus compañeras estuvieron de acuerdo con ella. Les hice ver que, cuando se tumban en esa posición, no están haciendo nada, *sencillamente se permiten ser quienes son*, tal como Dylan estaba haciendo en ese momento. A él le recordé que todos nosotros tenemos pequeños hábitos tensionales

---

32. *Ibidem*, pp. 25, 26.

236

de los que en la mayor parte no somos conscientes, y que su hábito, como el de mucha otra gente, era el de sentarse encorvado. La gente llega a pensar que él es así, pero no eso no es cierto... él puede elegir no adoptar esa forma. Ahora estábamos viendo cómo era realmente.

El relajado muchacho estaba guapo. Las chicas se quedaron sin palabras, y él escuchaba.[33]

Ann tuvo un ejemplo de la natural perspicacia de los niños un día que estaba trabajando con una niña de ocho años en posición semisupina:

Tenía unos cuantos niños de seis a nueve años mirando, moví suavemente la rodilla de la niña de lado a lado, con la punta de mis dedos, en un arco de entre siete y diez centímetros. La niña estaba relajada, dejaba que moviera la pierna sin colaborar ni tampoco impedir el movimiento, claramente absorta en sentir cómo la pierna se equilibraba o desequilibraba.

De repente, miré a los niños y les dije: «¿Mueve ella la pierna o la muevo yo?». «Tú», contestó un niño de siete años. «¿Cómo lo sabes?», pregunté. «Porque cuando lo hace ella es diferente», respondió.

George Bernard Shaw escribió en tono humorístico: «El Sr. Alexander invita al mundo a presenciar un cambio tan pequeño que sólo él puede ver». Peros esos cambios son fácilmente apreciables por cualquier profesor de la Técnica Alexander y por cualquier estudiante que haya tenido la suficiente reeducación. Los niños de siete años «sabían» todo acerca de esta técnica por su propia experiencia, y podían identificarse con lo que su compañera estaba experimentando. Ella era perfectamente consciente de la fundamental diferencia entre los dos tipos de suceso: permitir y hacer. Yo estaba impresionada, no les había dicho que lo intentaran ni que hablaran de la diferencia. Mi pregunta había sido totalmente espontánea y les había pillado por sorpresa. Lo pregunté porque tuve el repentino presentimiento de que *aunque era muy probable que un adulto mal coordinado no captara la diferencia,*

---

33. *Ibidem*, pp. 26, 27.

un niño podía verlo fácilmente, y ella así lo hizo.[34] [La cursiva es de los autores del libro].

Hay otra historia de un niño de nueve años, Thomas, que había perdido un curso por problemas de lectura; era un niño alto que iba casi siempre encogido y con la espalda muy encorvada. Parecía fascinado por la Técnica Alexander.

> Un día estábamos hablando de los tipos de sentimientos que pueden hacer que nos encojamos. En esa clase pensé deliberadamente en algo que me entristecía, sentí cómo ello me deprimía físicamente y me entregué a ello. Pregunté a los niños cómo me veían y me dijeron: «parece más pequeña», «tiene la espalda encorvada», «la cabeza, caída», y cosas así. Un niño dijo vacilante: «parece un poco triste...», después de eso hubo un acalorado debate sobre las cosas que hacían que los niños se entristecieran de un modo o de otro.
>
> Al final, Thomas dijo, un tanto desconcertado: «Pero, Srta. Mathews, cuando usted se mostró triste y deprimida, yo sentí que mi espalda se encorvaba». Eso me pilló totalmente por sorpresa. Varias manos se alzaron. Eso es algo que da que pensar.[35]

Es posible que la verdadera prueba para introducir nuevas ideas en la clase sea ver si los niños se dan cuenta por ellos mismos de su importancia. Aunque Ann no aconsejó ni siquiera sugirió que su cada vez mayor conciencia del uso del propio cuerpo debería aplicarse fuera de la clase, notó que frecuentemente los niños aleccionaban a sus familias en términos «alexandrinos»:

> ... le contaban que oían a los padres quejarse de dolor de espalda y que les decían: «Pues claro, papá, ¿qué esperas? Te sientas todo encorvado, ¿quieres que te ayude a alargarte hacia arriba un poco?».[36]

---

34. *Ibidem*, pp. 28, 29.
35. *Ibidem*, pp. 41, 42.
36. *Ibidem*, p. 42.

Qué puedes hacer tú

a) Lo primero a considerar es tomar lecciones de la Técnica Alexander para poder entender un poco más tu propio uso y el mal uso, además de los beneficios que puedes aportar a los niños que tengas a tu cargo, ya seas padre o profesor. Muchos profesores son también padres, y la T. A. puede ayudar a combatir el estrés de ambas tareas, además de a mantener la salud y el bienestar.

b) Tu mayor conciencia y sensibilidad hacia los patrones de mal uso de otras personas (una espalda recta que pudieras juzgar como una buena cosa, ahora tal vez la veas demasiado agarrotada y rígida) te hará comprender mejor por qué tus jóvenes no funcionan bien, o incluso por qué fallan.

c) Por muy modestos que sean tus intentos de compartir lo que sabes sobre la Técnica Alexander –dando por sentado que no intentarás *imponer* tu entusiasmo–, en general, los niños los acogerán y apreciarán muy bien. Hay dos medidas muy prácticas y beneficiosas: la primera es animar a los chicos a que antes de emprender los deberes hagan un pequeño descanso en posición semisupina; y la segunda, con su cooperación y ayuda activa, es colocar lo mejor posible la silla y el escritorio para que tengan menos razones para derrumbarse después de un día muy cansado en el colegio.

Algunos de los niños del estudio de Ann Mathew hablaron de sus dificultades para cambiar: los niños de seis años se quejaban de dolor cuando intentaban mantener una mejora en el uso de ellos mismos. (En adolescentes y adultos pueden producirse «los dolores del cambio» –asociados a un cambio en el trabajo muscular en todo el cuerpo– y son una fase transitoria del aprendizaje de la Técnica Alexander). Ann señala las perturbadoras implicaciones de este fenómeno: ese dolor, que normalmente muestra que algo está mal, puede servir para perpetuar el mal uso.

Si tienes un hijo en enseñanza primaria que te preocupa, deja que comparta parte de tus lecciones *como él quiera*. Los adolescentes pueden sacar mucho provecho de las lecciones por su propia cuenta, especialmente si los problemas van en aumento. En esta época, la experiencia de unas cuantas lecciones, si las disfrutan, será una buena semilla que florecerá más adelante, y mientras tanto puede constituir un buen recurso para mitigar, o quizá para prevenir, algunas de las inadaptaciones típicas de la adolescencia.

En 1923, John Dewey escribió acerca del contraste entre nuestra, cada vez mayor, sofisticación tecnológica y la falta de conocimiento que tenemos sobre nosotros mismos. A finales de nuestro turbulento siglo, sus observaciones aún parecen más pertinentes:

> Por medio de la ciencia moderna hemos llegado a dominar de forma insospechada el uso de cosas que nos han servido de herramientas para conseguir unos resultados extraordinarios sobre otras cosas. La consecuencia de ello es un estado universal de desconcierto, descontento y conflictos. El único factor que constituye la herramienta primordial en el uso de todas esas otras herramientas, es decir nosotros mismos, no ha sido estudiado como un instrumento central...
>
> Sin embargo, una cosa es enseñar la necesidad de volver al individuo como el medio fundamental por el que toda sociedad puede realizarse colectivamente, y otra cosa es descubrir el modo concreto en que esta sublime tarea puede llevarse a cabo. Y este fin indispensable es exactamente lo que Alexander ha conseguido.[37]

37. J. Dewey, prólogo de *Constructive Conscious Control of the Individual,* de F. M. Alexander.

Bibliografía

A continuación señalamos un listado de libros seleccionados. Hemos optado por incluir unas obras que contribuyen de manera original o que son fuentes fidedignas de información.

Sobre la Técnica Alexander

BARLOW, W.: *El principio de Matthias Alexander*, Editorial Paidós, Barcelona, 2002.
—: *The Alexander Principle*. Orión, London, 2001.
BRENAN, R.: *Cambia tu postura, mejora tu vida*. RBA libros, Barcelona, 2013.
CARRINGTON, W.: *El acto de vivir. Charlas sobre la Técnica Alexander*. Jerry Sontag, California, 2015.
—: *Pensando en voz alta. Charlas sobre la enseñanza de la Técnica Alexander*. Mornum Time Press, California, 2009.
CONABLE, W. & B.: *Cómo aprender la Técnica Alexander*. Ediciones Obelisco, Barcelona, 2001.
DRAKE, J.: *Thorsons Introductory Guide to the Alexander Techique*. Thorsons, 1993.
—: *The Alexander Technique in Everyday Life*. Thorsons, 1996.
GELB, M.: *Body Learning*. Aurum Press, 2004.
—: *El cuerpo recobrado. Introducción a la Técnica Alexander*. Juan Lupi editor, Madrid, 2010.

SPINDLE, S.: *La Técnica de Matthias Alexander. Un camino hacia el bienestar del cuerpo y la mente.* Editorial Lumen, Argentina, 2007.

STEVENS, CH.: *La Técnica Alexander.* Ediciones Oniro, Barcelona, 1997.

La Técnica Alexander: el sistema mundialmente reconocido para la coordinación cuerpo-mente. Compendio de textos de F. M. Alexander. Editorial Paidós, Barcelona, 2006.

Sobre Alexander y su obra

BLOCH, M.: *F. M. —The Life of Frederick Matthias Alexander.* Little Brown & Co., 2004.

JONES, F. P.: *Freedom to Change.* Mouritz, 1997.

WESTFELDT, L.: *F. M. Alexander-The Man and His Work,* Mouritz, 1998.

Libros de F. M. Alexander

ALEXANDER, F. M.: *Constructive Conscious Control of the Individual.* Mouritz, 2004.

—: *Control Consciente y Constructivo del Individuo.* Ed. Pequeña Hoja, Argentina, 2001.

—: *El uso de sí mismo.* Ediciones Urano, Barcelona, 1995.

—: *La constante universal de la vida.* Liebre de Marzo, Barcelona, 2009.

—: *Man's Supreme Inheritance.* Mouritz, 1996.

—: *The Universal Constant in Living.* Mouritz, 2000.

—: *The use of the Self.* Orion, Barcelona, 2001.

Sobre el embarazo y el parto

BURGO, C.: *Parir con pasión.* Longseller, 2004.

CALAIS-GERMAIN, B.: *El periné femenino y el parto.* La Liebre de Marzo, Barcelona, 1998.

CLAXTON, R.: *Birth Matters.* Unwin, 1986.

DICK-READ, G.: *Childbirth without Fear.* Pinter & Martin, 2004.

ENKIN, M. *et al.* (Eds.): *A Guide to Effective Care in Pregnancy and Childbirth.* Oxford University Press, 2000.

ESPAR, M.: *Los secretos de un parto feliz.* Grijalbo, Barcelona, 2011.

FERNÁNDEZ DEL CASTILLO, I.: *La revolución del nacimiento.* Edaf, Barcelona, 1994.

FLINT, C.: *Sensitive Midwifery.* Heinemann, 1986.

GASKIN, I. M.: *Spiritual Midwifery.* The Book Publishing Co., 2002.

INCH, S.: *Birthrights.* Green Print, 1989.

KITZINGER, S.: *El nuevo gran libro del embarazo y el parto.* Médici, 2002.

—: *Embarazo y parto.* Importécnica, 1983. Círculo de Lectores, Barcelona, 1985.

—: *La crisis del parto.* Ob Stare, 2015.

—: *Nacer en casa.* RBA-Integral, Barcelona, 2002.

—: *Nacimiento en casa.* Icaria-Milenrama, 2003.

—: *New Experience of Childbirth.* Orión, London, 2004.

—: *The New Pregnancy and Childbirth.* Penguin, 1997.

LÉBOYER, F.: *El parto: crónica de un viaje.* Ed. Altafulla,1998.

MACHOVER, I.: *The Alexander Technique Birth Stories.* 2000 (eBook en internet, descarga gratuita en: http://hompage.ntlworld.com/ilana.m/publist.htm).

MAY GASKIN, I.: *Partería Espiritual.* Mujer sabia editoras, 2007.

NOBLE, E.: *Childbirth with Insight.* Houghton Mifflin, 1983.

ODENT, M.: *Birth Reborn.* Souvenir Press, 2005.

—: *El bebé es un mamífero.* Ob Stare, Tenerife, 2011.

—: *La cesárea: problema o solución?* La Liebre de Marzo, Barcelona, 2006.

—: *La vida fetal, el nacimiento y el futuro de la humanidad.* Ob Stare, 2007.

—: *Las funciones de los orgasmos.* Ob Stare, 2011.

—: *Nacimiento renacido.* Ed. Creavida, 2005.

RUIZ VÉLEZ-FRÍAS, C.: *Parir sin miedo.* Ob Stare, 2014.

RUSAN, R.: *Doulas.* Ediciones Obelisco, Barcelona, 2013.

RODRIGÁÑEZ BUSTOS, C.: *Pariremos con placer.* Crimentales, 2009.

SUTTON, J.: *Let Birth be Born Again.* Birth Concepts UK, 2001.

TEW, M.: *Safer Childbirth?* Free Association Books, 1998.

UVNÄS MOBERG, K.: *Oxitocina.* Ediciones Obelisco, Barcelona, 2009.

VIVES, N. y CALAIS B.: *Parir en movimiento.* La Liebre de Marzo, Barcelona, 2009.

Sobre la lactancia

EIGER, M.: *El gran libro de la lactancia.* Ed. Médici, 2002.

KITZINGER, S.: *Breastfeeding Your Baby.* Revised edition, Alfred A., Knopf, 1998.

KITZINGER, S.: *Cómo amamantar a tu bebé.* McGraw-Hill, 1989.

LOTHROP, H.: *La lactancia natural: guía práctica sobre la mejor manera de amamantar a tu bebé.* Ediciones Oniro, 1999.

OLZA I.: *Lactivista.* Ob Stare, 2013.

RENFREW, M. Y OTROS: *Bestfeeding: Getting Breastfeeding Right for You.* Celestial Arts, 2000.

Apéndice 1.
Recordatorio del parto

Primera etapa

- Muévete de manera relajada. Escucha las señales de tu cuerpo: cuando percibas que está a punto de empezar una contracción, revisa tus direcciones y espira.
- Date un baño o una ducha, ve al cuarto de baño con frecuencia. Busca un equilibrio entre el reposo y la actividad; gatea. Percibe la duración de las contracciones y de los intervalos que hay entre ellas. Crea una imagen mental de la dilatación. Respira natural y cómodamente. Refresca de vez en cuando tus direcciones.
- Haz comidas ligeras,[1] bebe mucho.[2] Pon música.
- *Cuando las contracciones sean más fuertes,* cambia de postura: de rodillas; a gatas; haz la estocada con una pared, un mueble o tu pareja. Mantente erguida. Varía los movimientos: pasa de estar de pie a arrodillarte y a ponerte a medias cuclillas, luego en cuclillas total, y después vuelve a ponerte de pie. Balancéate con el mono o la estocada; gatea.

---

1. Sopa, sándwich, fruta.
2. Té, infusiones de hierbas con miel (buena para la energía), agua.

- Libera el cuello y la frente; afloja las manos y los dientes; produce saliva y mantén la boca floja; traga. Baja los hombros, afloja los pies. Habla con tu bebé. Masajes: parte inferior de la espalda, caderas, muslos y barriga con las puntas de los dedos flojas. Abraza, toma las manos, mantén contacto visual. Refresca tus direcciones. Descansa sobre un cojín o una pelota de gimnasia.
- Si dudas, sopla. Susurra «aaah».
- Si te mareas respira dentro de las manos en forma de copa. Chupa cubitos de hielo, bebe pequeños sorbos de agua. Si estás hambrienta, come algo.

Transición

- ¡Ánimo!: ya te falta menos. Usa técnicas de distracción si es necesario, como por ejemplo contar hacia atrás. Cambia de postura. Adopta la posición rodilla-pecho si tienes urgencia prematura de empujar. Túmbate sobre un costado; ponte de cuclillas; siéntate sobre una pelota o frente al respaldo de una silla de cocina. Masajes con una pelota; masajes en los pies. Prueba a darte otra ducha, o a bañarte. Refresca tus direcciones. Acepta tus cambios de humor y la intensidad de las contracciones.

Segunda etapa

- Prueba con posiciones erguidas, de cuclillas con apoyo, de rodillas. No aprietes. No dudes en gemir y en quejarte si lo deseas. Cuando la cabeza haya salido, jadea suavemente. Relaja la boca y la mandíbula. Si lo deseas, toca la cabecita del bebé.

Tercera etapa

- Toma a tu bebé y mantenlo cerca de ti. Para la tercera etapa fisiológica, incorpórate. Para controlar la tercera etapa: recuéstate.

Cosas que pueden serte útiles

Esponja	Cojines pequeños
Cubitos de hielo	Una esterilla de espuma

Un espray con agua
Aceite para masaje
Calcetines
Pelota

Máquina de fotos
Música
Comida y bebida
Camisetas para ti y tu pareja

¡Felicidades!

Apendice 2.
Direcciones útiles

The Society of Teachers of the Alexander Technique (STAT)
www.alexandertechnique.co.uk

STAT contiene una lista de profesores de Técnica Alexander que han terminado la formación de tres años en las Escuelas de Formación afiliadas y que siguen los estándares establecidos. STAT está afiliado con ATAS donde se agrupan asociaciones de diversos países que se adhieren a los estándares acordados y publicados conjuntamente y donde también podéis encontrar un listado de profesores en el mundo.

Alexander Technique Affiliated Societies (ATAS)
www.alexandertechniqueworldwide.com

Otras direcciones útiles en UK:
Sesiones de Eutokia para Mujeres embarazadas
5 milman Road
London NW6 6EN
+44 20 8969 5356
homepage.ntlworld.com/ilana.m

National Childbirth Trust (NCT)
www.nct.org.uk

Association for Improvements in the Maternity Services (AIMS)
http://www.aims.org.uk/

Association of Radical Midwives (ARM)
http://www.midwifery.org.uk/

Doula UK
http://doula.org.uk/

Homebirth Reference
http://www.homebirth.org.uk/

The home independent Midwives
http://www.imuk.org.uk/

La Leche League GB
http://www.laleche.org.uk/

Maternity Action
www.maternityaction.org.uk

Otras direcciones útiles en España:

Sesiones de Eutokia para mujeres embarazadas
Eutokia: Parto Feliz
www.eutokiapartofeliz.com

El parto es nuestro
www.elpartoesnuestro.es

Plataforma Pro Derecho del Nacimiento
http://pdn.pangea.org

Federación de asociación de matronas de España
www.federacion-matronas.org

Asociación nacer en casa
www.nacerencasa.org

La liga de la leche
www.laligadelaleche.es

DONA Llum- Asociación catalana por un parto respetado
www.donallum.org

Asociación Néixer a casa, en Barcelona
www.neixeracasa.com

Otras direcciones útiles en el mundo:
Sesiones de Eutokia para mujeres embarazadas
www.cetaba.com.ar

Dando a luz, en Argentina
www.dandoaluz.org.ar

Parto libre, en México
www.partolibremexico.org

Parto y Nacimiento Humanizado, en Argentina
www.partohumanizado.com.ar

La Red Latinoamericana y del Caribe para la Humanización del Parto, en Uruguay
relacahupanuruguay.blogspot.com.es

European network Doulas
www.european-doula-network.org

Red mundial de Doulas
www.redmundialdedoulas.com

La Leche League International
www.lalecheleague.org

European Network of Childbirth Asspciations (ENCA)
http://enca.info

Glosario

Adrenalina: Hormona que provoca la contracción de las arterias, eleva la presión sanguínea y acelera el pulso.

Anestesia epidural: Anestesia que se inyecta en la parte inferior de la columna vertebral. Bien administrada, elimina el dolor de las contracciones. La mujer debe permanecer en la cama.

ARM (Artificial Rupture of de Membrane): Siglas en inglés para denominar la rotura artificial de la membrana que rodea al bebé en el útero.

Catecolaminas: Sustancias químicas que secreta el organismo, junto a la adrenalina, en situaciones de miedo y estrés. Su efecto es contrario a la oxitocina y pueden reducir la actividad del útero.

Cesárea: Incisión quirúrgica en el abdomen y el útero de la madre para extraer el bebé.

Control consciente: Auto-guía constructiva por la que la persona aprecia sensorialmente todas sus actividades, utilizándose ella misma globalmente en todas las actividades que realiza, teniendo una clara idea del movimiento requerido y empleando la inhibición y la dirección adecuada.

Control primario: Alexander (re)descubrió que una cierta relación dinámica entre cuello, cabeza y espalda contribuye a la coordinación global: la cabeza se equilibra delicadamente sobre un cuello relativamente libre, permitiendo que la columna se alargue y el torso se amplíe, lo cual mejora globalmente la mecánica corporal.

Cérvix: Cuello del útero.

Dando/enviando direcciones: Proceso de proyectar mensajes desde el cerebro al control primario («deja el cuello libre, permite que la cabeza vaya hacia delante y arriba, permite que la espalda se alargue y se ensanche») y direcciones secundarias a las piernas, todo ello para mejorar la coordinación.

Dinámico: Término aplicado a la posición, relajación y movimiento que implica una liberación activa a una tensión inadecuada, creando una postura más expandida.

Edema: Acumulación de fluido en un tejido corporal, como por ejemplo en los pies, los tobillos o las manos.

Endorfinas: Hormonas naturales calmantes producidas por nuestro organismo cuya estructura química es similar a la de la morfina.

Episiotomía: Incisión realizada en el perineo para ampliar el canal de salida del bebé.

Estocada (movimiento de): Una de las posiciones de «ventaja mecánica» de Alexander que implica la potente transferencia del peso hacia delante y hacia atrás facilitada por el empuje coordinado de cada pierna. Combinada con el mono, la estocada crea una base flexible para movimientos que implican elevación.

Gestión activa del trabajo de parto: Constante monitorización tecnológica e intervención médica durante el trabajo de parto.

Inducción: Acción de provocar artificialmente el inicio del trabajo de parto.

Inhibición y no-hacer: En relación a «Los-medios-a-través-de-los-cuales»: El rechazo temporal a reaccionar automáticamente frente a un estímulo, de modo que no nos dispongamos a realizar una actividad de forma dañina, sino que permitamos una nueva respuesta, razonada y creativa, previa y acompañada de una dirección adecuada.

La «persecución-de-fines» frente a «Los-medios-a-través-de-los-cuales»: La obsesión por alcanzar nuestros fines —a expensas de fracasos, tensiones y fatiga—, frente a aplicar inteligentemente la mente a fin de encontrar maneras más eficaces y efectivas de conseguir nuestros propósitos.

Los-medios-a-través-de-los-cuales: *Véase:* persecución-de-fines frente a Los-medios-a-través-de-los-cuales.

Líquido amniótico (aguas): Fluido incoloro que rodea al feto dentro de la membrana del útero.

Monitor fetal: Máquina que registra el ritmo cardíaco del bebé mediante un cinturón que rodea el abdomen de la embarazada, o un electrodo insertado en la vagina y sujeto a la cabeza del feto. Este último método sólo puede realizarse una vez que se haya roto la membrana.

Mono (posición): Posición de «ventaja mecánica» de Alexander, una manera de flexionarse hacia delante con una cierta inclinación, en torno a la articulación de la cadera, manteniendo la relación adecuada cuello-cabeza-espalda y el libre uso de los brazos.

Movimiento rítmico de Medau: Método de movimiento rítmico con música desarrollado por Heinrich Medau (1890-1974), que busca fomentar el potencial artístico y creativo. Se enfatiza en él el movimiento de todo el cuerpo fluidamente, utilizando aparatos de mano como pelotas, palos y aros.

Occipucio: Parte posterior del cráneo.

OP: *Véase* presentación posterior o occipito-posterior.

Oxitocina: Hormona que estimula las contracciones del útero y la producción de leche.

Parto activo: Enfoque del parto en el que la mujer se mantiene erguida, utiliza posturas basadas en el yoga y se la anima a que se mueva libremente durante todo el proceso.

Pensar durante una actividad: Proceso inteligente que crea las condiciones idóneas para conseguir nuestros propósitos de manera efectiva y eficiente, incluye la inhibición, el no-hacer y dar direcciones.

Petidina: Analgésico narcótico sintético que generalmente se administra con inyección intramuscular. Este fármaco cambia la percepción del dolor, más que eliminarlo por completo. Se pide a la mujer que permanezca en cama.

Placenta: Órgano de tipo esponjoso sujetado a la pared del útero, conecta al feto con el flujo sanguíneo de la madre.

Pliegue o labio anterior: Un pliegue de piel que en ocasiones queda en el borde del útero, delante de la cabeza del niño, resultado de una dilatación irregular del cuello del útero durante la primera etapa del trabajo de parto. Finalmente, cuando el cuello del útero se dilata por completo el pliegue desaparece.

Presentación anterior: Presentación idónea del bebé durante el parto: la parte posterior de su cabeza está encarada a la parte frontal de la madre.

Presentación de nalgas: La cabeza del bebé está hacia arriba antes del nacimiento.

Presentación posterior (OP Occipito-Posterior): Posición del bebé durante el parto, en la que la parte trasera de la cabeza del niño queda encarada a la espalda de la madre.

Progesterona: Hormona sexual femenina que prepara el útero para fertilizar el óvulo y mantener el embarazo.

Prostaglandinas: Hormonas que aflojan el cuello del útero y estimulan el inicio de las contracciones uterinas.

Re-dirigir: Proceso de renovar una dirección dada, antes, durante y después de una actividad determinada.

Reflejo de sobresalto: Reacción automática a un estímulo percibido como una amenaza, produce un aumento de la tensión en los músculos del cuello que puede extenderse a otras zonas.

Relación cuello-cabeza-espalda: *Véase* control primario.

Relaxina: Hormona que en el curso del embarazo relaja los ligamentos y los tejidos conectivos para facilitar el parto.

REM: Ruptura espontánea de las membranas que rodean al bebé en el útero.

Sentido corporal: *Véase* sentido kinestésico.

Sentido kinestésico: *(kinesis* = movimiento /*aísthesis*/ sensación): Sentido corporal, el sexto sentido «perdido». Alexander llamó nuestra atención hacia el grave deterioro de la «apreciación sensorial»: ciertos patrones de uso incorrectos llegan a percibirse como correctos y con frecuencia, en nuestras actividades, somos bastante incapaces de distinguir entre un tono muscular apropiado y una excesiva tensión.

Sintometrina: Fármaco inyectado en el muslo de la mujer, generalmente después de haber salido el primer hombro del niño, para acelerar la expulsión de la placenta.

Tono muscular: Grado de tensión mecánica en los músculos. La Técnica Alexander nos ayuda a encontrar un mejor equilibrio entre un exceso y un defecto de trabajo muscular, y a conseguir una buena distribución del tono muscular entre diferentes partes del cuerpo, algo muy necesario para llevar a cabo una tarea determinada ahorrando esfuerzos.

Uso de uno mismo: Modo de emplear y coordinar la mente y el cuerpo (nuestra conciencia, intención y el cuerpo de modo global) en los actos cotidianos.

Índice analítico

Índice